标准化病人培训系列教材

标准化病人
项目管理手册

总 主 编　王县成
副总主编　赖雁妮　刘　蓉
主　　编　何　惧
副 主 编　许杰州
编　　者（以姓氏笔画为序）
许杰州　汕头大学医学院
李国建　国家医学考试中心
何　惧　国家医学考试中心
施楚君　汕头大学医学院
韩春梅　国家医学考试中心
薛　愉　复旦大学附属华山医院

人民卫生出版社

图书在版编目（CIP）数据

标准化病人项目管理手册 / 何惧主编 .—北京：人民卫生出版社，2018

标准化病人培训系列教材

ISBN 978-7-117-27361-9

Ⅰ. ①标… Ⅱ. ①何… Ⅲ. ①病人 - 项目管理 - 标准化管理 - 技术培训 - 教材 Ⅳ. ①R197.323

中国版本图书馆 CIP 数据核字（2018）第 210726 号

人卫智网	**www.ipmph.com**	**医学教育、学术、考试、健康，购书智慧智能综合服务平台**
人卫官网	**www.pmph.com**	**人卫官方资讯发布平台**

版权所有，侵权必究！

标准化病人培训系列教材

——标准化病人项目管理手册

主　　编：何　惧
出版发行：人民卫生出版社（中继线 010-59780011）
地　　址：北京市朝阳区潘家园南里 19 号
邮　　编：100021
E - mail：pmph @ pmph.com
购书热线：010-59787592　010-59787584　010-65264830
印　　刷：北京铭成印刷有限公司
经　　销：新华书店
开　　本：889 × 1194　1/32　**印张：**4.5
字　　数：94 千字
版　　次：2019 年 3 月第 1 版　2019 年 3 月第 1 版第 1 次印刷
标准书号：ISBN 978-7-117-27361-9
定　　价：22.00 元

打击盗版举报电话：010-59787491　E-mail：WQ @ pmph.com
（凡属印装质量问题请与本社市场营销中心联系退换）

标准化病人培训系列教材编写委员会

总 主 编　王县成

副总主编　赖雁妮　刘　蓉

编　　委　（以姓氏笔画为序）

向　阳　刘　原　许杰州　李国建

李海潮　何　惧　范洪伟　黄一沁

董爱梅　韩春梅　蒲　丹　潘　慧

总主编简介

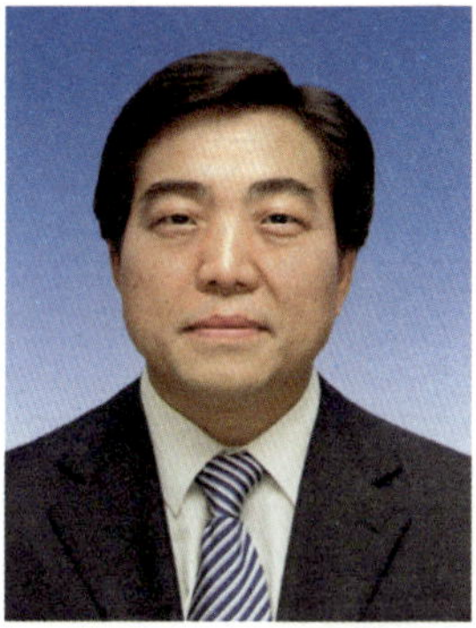

王县成

现任国家医学考试中心主任，国家卫生健康委员会医师资格考试委员会办公室副主任，中国高等教育学会医学教育专业委员会常务理事，全国卫生职业教育教学指导委员会委员，中华医学会医学教育分会常委，《中华医学教育探索杂志》编委，《高校医学教学研究（电子版）》顾问。长期从事人才资源管理、医学考试研究和医师评价工作。

主编简介

何 惧

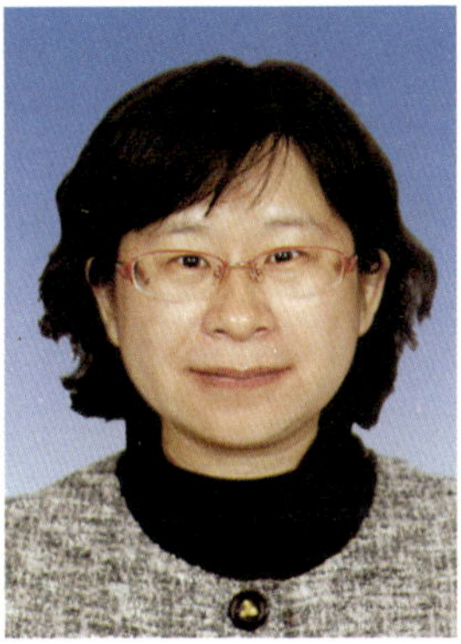

现任国家医学考试中心副主任。从事医学考试的研究与实践工作，曾在国家医学考试中心多个部门任职，对于医师资格考试等全国统一医学考试的考试设计、试题开发、题库建设、考试组织实施与考试数据分析有着较为深入的研究与探索。主持公共卫生医师岗位胜任力研究、基于临床医师岗位胜任力的医师资格考试设计研究、临床执业医师资格分阶段考试实证研究、医师思维能力测评系统研发等重点应用型课题。发表医学考试相关论文10余篇，参与编写《“5+3”模式培养临床医学人才胜任力阶梯标准及医学考试方法研究》等书，翻译《美国CGFNS护士资格考试分科指南》。

序

随着医学教育的不断发展，对于医学生和住院医师的能力培养正在成为医学教育的重要目标，“胜任力导向的医学教育”已成为第三次医学教育改革的核心特征。教学模式的提升需要有与之相匹配的评价和考核方式，因此客观结构化临床考试（objective structured clinical examination，OSCE）逐渐成为目前对胜任力最为重要的终结性评价方式。标准化病人（standardized patient，SP）是OSCE的重要组成部分，不仅可用于医学相关专业人员综合能力考核，也可用于其临床能力尤其是沟通能力和职业素养的培养。

标准化病人是指经过标准化、系统化培训后，能够准确、逼真、可重复地再现出案例所要求的疾病特征、心理社会特征和情感反应，能够参与完成病史采集、体格检查、沟通交流、人文关怀等临床能力教学和考核工作的人员。标准化病人的概念诞生于20世纪60年代，发展至今已形成医学教育领域公认的一种重要方法，广泛应用于医学终身教育的各个阶段，覆盖了临床医学、护理学、临床药学等医学相关学科。在美国、加拿大和欧洲部分国家，标准化病人已应用于国家执业医师资格考试。

标准化病人之所以广为接受和应用，其原因有二：一是传统医学教育所采用的理论授课和纸笔考试无法全面、客观地对学习者的沟通交流能力和职业素养进行培养和评价。标准化病人的出现,引入了真实的“人”,跃然于纸质教材和书面试卷之外,学习对象能够与其面对面进行互动,使得沟通能力和职业素养的培养与评价成为可能。随着社会的不断发展,人民群众对医疗健康的需求也日益提升。生物－心理－社会医学模式的提出、以病人为中心的理念的建立都需要医务工作者更多地关注“病人”,而并非聚焦单纯的“疾病”,而标准化病人恰好符合这一趋势。二是考核“标准化”的趋势。传统的医学考试常采用真实病人,病人即考题。但真实病人千人千面,无法实现均一化,考核的公平性无从体现。标准化病人的出现,在一定程度上为这一问题提供了解决方案。标准化病人是社会表演学在医学教育领域的一种应用范式,对病人这一群体进行研究,对病人的临床特征进行分析和提炼,并实现重复再现。

20 世纪 90 年代,得益于美国中华医学基金会(China Medical Board,CMB)的支持,标准化病人开始进入中国。但在此后的 20 年间,其实践仅局限于少数医学院校。从全国范围来看,标准化病人仍处于萌芽阶段。近 4 年来,标准化病人研究热度再次升温,主要是源于国家医学考试中心牵头的医学考试改革研究。

2015 年,国家医学考试中心正式启动了国家执业医师资格考试临床类别分阶段实证研究。同年 2 月,医师资格考试分阶段考试设计研讨会在汕头召开。在本次会议上,课题组和部分院校提出将标准化病人用于病史采集站点,替代纸笔考试。此后，该观点在多次研讨会上得到认可。国家医学考试中心随后组织权威专家拟定技术标准、命制试题、培训考官。同年6月，8所医学院校在分阶段考试实证研究过程中启用标准化病人。这是标准化病人首次出现在国家级医学考试中，尽管只是在实证研究阶段，但仍具有极其重要的历史意义。

分阶段考试实证研究开展4年来，分布于我国东、中、西部的40余所西医院校和20余所中医院校先后加入，纷纷培养和启用本校的标准化病人队伍，并逐步向院校教育阶段和住院医师规范化培训阶段辐射。在此期间，北京协和医学院、复旦大学上海医学院、四川大学华西临床医学院等先后组织了多次标准化病人师资培训班，培养了大批标准化病人培训师和项目管理人员，起到了良好的助推作用。标准化病人培养及应用于医学考试的可行性得到了广泛认同，各院校标准化病人表演的真实性和一致性也得到了充分认可。众多医学院校以考试改革为契机，实现了标准化病人队伍的从无到有、从少到多，逐渐壮大。由此，标准化病人在中国医学教育领域从萌芽阶段开始进入快速发展阶段。

标准化病人在医学教育领域应用的核心价值不仅在于其是真实的“人”，更在于“标准化”。人的普遍差异，使得“标准化”的重要性尤为突显。缺乏培训标准和管理规范，无法实现标准化病人培训师和标准化病人产生的“标准化”，也就无法保障教学考核的同质化。另外，文化背景和医疗实践的差异，使得我们无法全盘照搬国外已有的标准化病人培训使用经验。因此，我国目前迫切需要一套完整规范、行之有效的标准化病人培训、应用和管理的系列教材，用于指导这方面工作的稳步开展。

2016年8月，国家医学考试中心在沈阳成立了标准化病人专家工作组，并决定牵头组织在国内标准化病人领域富有经验的专家，遵循医学教育发展规律，结合我国标准化病人实践经验，编写统一的系列教材，面向不同使用人群，用于指导各医学院校和医疗机构科学规范地开展标准化病人培训和管理以及标准化病人案例撰写工作，逐步建立起标准化病人培训应用的国家标准，为今后医师资格考试改革的全面推进奠定基础。国内标准化病人领域的30余名专家和表演学方面的专家通力合作，历时两年，几易其稿，本套教材终于问世。

本系列教材一套五册，围绕标准化病人这一主题，分别针对标准化病人培训师、标准化病人、案例编写人员、项目管理人员，从不同角度进行系统阐述。第一册《标准化病人概述》，主要从理论层面介绍标准化病人的概念、应用、局限性和展望；第二册《标准化病人培训师手册》，主要指导标准化病人培训师在工作中如何招募、面试、培训和考核标准化病人；第三册《标准化病人手册》，主要针对标准化病人关心的实际问题，指导标准化病人进行学习、表演、评价、反馈等具体工作；第四册《标准化病人案例编写手册》，介绍案例编写的原则并提供了内、外、妇、儿、精神、中医等专业的案例；第五册《标准化病人项目管理手册》，主要介绍项目管理的要素、手段、问题以及解决方法等。在《标准化病人概述》这一分册统领下，其余各分册之间相互关联又相对独立，针对标准化病人工作中的不同主体及主要任务，理论和实践并重，具有良好的可操作性，对具体工作的开展有较高的参考价值，读者可结合自身需要，有选择性地进行阅读。

与国外已有的标准化病人培训教材相比，本套教材具有如下特点：一是体系完整。本套教材全面覆盖了面向标准化病人项目所涉及的不同群体，对标准化病人培训、管理以及案例撰写的全过程逐一分解。二是专业程度高。本套教材的编写团队汇集了国内率先开展标准化病人工作的10所医学院校和国家医学考试中心的30余名专家，均具有扎实的医学教育理论基础和丰富的标准化病人培训使用经验。同时还跨学科地吸收了表演领域专家参与编写，从不同的专业角度进行阐述。其内容的广度和技术的深度都足以体现当前我国标准化病人的应用水准。三是可操作性强。本套教材在编写过程中借鉴了国外的经验，但更重要的是从我国已有的实践经验中加以整合提炼，对标准化病人培训和管理过程中各个环节加以细化、量化，提供了多种已经过检验、可直接应用的方法和工具，完全能满足读者的不同需求。

随着本套教材的出版以及后续工作的推进，我们可以预见到，标准化病人在我国医学教育领域将从快速发展阶段进入有序、专业的新阶段。我们完全有理由相信，会有更多的医学教育工作者加入到标准化病人培训使用的队伍中来，也会有更多的标准化病人诞生在中华大地，共同投身于医学教育改革，致力于新时代医学人才培养的伟大事业，为了健康中国的目标，筑梦前行！

总主编　王县成

2018年10月

前　言

健康是促进人类全面发展的必然要求。"健康中国"已经成为国家战略，要实现全面小康的目标，为人民群众提供更高水平的医疗卫生服务，医师队伍建设是关键。日前，国务院发文要求深化医教协同进一步推进医学教育改革，全面提高医学人才质量。医学教育承担着培养未来合格医生的重任，人才培养质量关系到医疗卫生的质量与安全。

与传统的教学和评价方法相比，标准化病人具有独特的优势，能够帮助医学生了解病人的所思所想所感，更好地训练和考核他们的基本临床胜任能力，强化以病人为中心的医疗价值理念。2015年以来，国家医学考试中心在临床医师资格分阶段考试实证研究中尝试应用标准化病人进行临床技能考核，同时在复旦大学上海医学院、北京协和医学院、北京大学医学部、四川大学华西临床医学院、汕头大学医学院等院校的大力推动下，国内标准化病人研究的广度和深度不断拓展，其在医学教育和考试中的使用得到快速推进。在此背景下，要保持标准化病人的"标准化"，需要组建熟悉标准化病人理论和实践的项目管理团队，建立科学、规范的工作制度及流程，加强全程质控，设立保障机制和奖惩机制等措施，促进标准化病人项目的健康可持续发展。

管理出效益,好的管理是倍增效益,不好的管理是衰减效益。本册主要针对标准化病人项目的管理者,共分五章。第一章主要介绍标准化病人项目管理的目标、主体、客体和原则;第二章侧重项目管理中的人、财、物、信息、时间、环境等要素管理;第三章侧重标准化病人管理的手段;第四章主要介绍标准化病人项目管理的关键环节,包括目标管理以及效果评价等;第五章涉及标准化病人项目管理中常见的问题。本书力图既有理论,也有实践,既介绍经验,也关注问题,希望能给医学教育机构的标准化病人项目管理人员提供一定的帮助。限于水平问题,本分册的错误和不当之处尚待同行们批评指正并不吝赐教。

衷心感谢标准化病人培训系列教材编写团队专家们的大力支持,感谢所有参加本分册编写工作的老师们的辛苦付出。

何　惧

2018 年 10 月

目　录

第一章

标准化病人项目管理概述

第一节　概　　述

> 什么是标准化病人、标准化病人项目和标准化病人项目管理？
>
> 标准化病人项目管理要解决哪些问题？

所谓管理，就是管理主体有效组织并利用其各个要素，借助管理手段，完成该组织目标的过程，即为了实现某种目的而进行的决策、计划、组织、指导、实施、控制的过程。大到一个国家，小到一个家庭，都离不开管理。传统观念中，我们对管理的认识多少有点偏差，很多人把管理当作权力的象征。实际上，管理本质上是一种实践，对管理效果的检验不在于其理论和方法如何先进，而在于其成果到底如何。现代管理强调全员参与、全方位、多要素、互动的、系统性的过程管理和目标管理，强调以工作为中心和“以人为本”。管理对象不一样，管理的方式方法也就不一样，本手册主要讨论对标准化病人（standardized patient，SP）项目的管理。

一、标准化病人简介

1963年，美国神经病学家Howard Barrows发现，经过一定训练的非医学专业人士能有效地担当病人的角色，参与教学考核。从此，医学教育开始出现一个新手段——标准化病人。自20世纪90年代初我国引入SP用于医学教育和评估以来，该教学理念和方法已被广泛接受并被进一步推广。使用SP的医学院校日益增多，SP队伍不断扩大，俨然成为医学教育的新力量和重要组成部分（详见《标准化病人概述》）。

随着学界对SP作用的认同，SP日趋职业化，对SP的要求也不断提高。2001年，全球第一个SP教育组织——标准化病人教育工作者协会（Association of Standardized Patient Educators）成立，标志SP的培训和使用进入规范化和职业化的轨道，同时，也促使SP项目向纵深发展，如近十年出现的以结合培训者、SP、模型（或模拟人）等为基础的组合模拟病例。

在我国，相较于历史悠长的传统医学教育，SP属于后来者。虽然SP引入国内医学教育已经超过20年，但一直只在有限的几所院校里运作，各院校按照自身需求和特点，建立一系列SP招募、培训、考核、应用等管理机制，并逐渐向外辐射。但各个院校有不同侧重点，其SP项目的管理方式也有所不同。有的将SP应用到日常教学、评估和考试等医学教育各个环节中；有的则主要用于考试，尤其是客观结构化临床考试（objective structured clinical examination，

OSCE）；有的主要应用在本科生医学教育中，有的则从本科生到研究生、住院医师和专科医师培训等均使用SP；有的局限于本单位使用，有的则实现SP在同城或部分区域的资源共享。

总之，多样化SP管理方式的存在，既促进医学教育的发展，也带来项目管理上的新挑战。而与发达国家相比，我国的SP项目总体来说还处于起步阶段，存在诸多问题，如SP职业化程度、SP专业水准、SP同质化水平及职业素养等。并且，SP培训也尚处在各自为战阶段，缺乏统一规范的培训和准入标准。以上这些问题几乎都与SP项目管理有关。

二、标准化病人项目简介

本手册中所指标准化病人项目不同于商业项目，是指以医学院校为主体，为实现提高医学院校教学水平和考核能力的目标，制定SP相关管理制度，组织和利用相应的人力、财力和物力，将SP运用到医学教育中的一系列活动。SP项目不存在一定的终止日期，在阶段性工作完成后，应该主动接受教师、医学生等各方面反馈，积极修订、完善各项相关制度。

SP项目的管理者即SP项目管理团队，包括决策者、监督者和执行者（详见第二章第二节）。一般情况下，SP项目团队成员除管理人员外还包括SP、SP培训师、教师团队、考务人员、后勤保障人员、考生/学生等。主要工作任务包括SP、

SP培训师以及教师团队的招募、培训、考核和应用等。SP项目的短期目标是将SP这一医学教育的新横式应用于本院校医学教育和考核,并在可能的情况下向周边地域辐射。最终目标是提高医学教育的质量,促进医学人才队伍建设,提高我国医疗卫生服务水平,为建设健康中国添砖加瓦。

三、标准化病人项目管理简介

项目管理是20世纪50年代后期发展起来的一种计划管理方法,指项目管理者在有限的资源条件下,运用系统的观点、方法和理论,对项目涉及的全部工作进行有效的管理,在规定的时间、预算内实现项目的目标。项目管理能有效提高效率和质量,时至今日已在各个领域广泛应用,涉及计划、组织、协调、评价等各个环节;在方法上主要有阶段化管理、量化管理和优化管理三个方面。

标准化病人项目管理是指有效地整合人力、财力、物力、信息、科学技术等资源,运用目前已有的理论、观点、方法,根据本单位实际情况,对涉及SP的全部教学、考试等工作进行有效的管理,包括计划、组织、指挥、协调、评价等活动。由于目前国内SP项目管理还处在不成熟阶段,因此SP项目管理还应该包括适时总结经验、加强交流学习、不断完善管理体系等。

SP项目管理的基本职能包括教育型职能、管理型职能和服务型职能三个方面。教育型职能主要包括:对SP的职业素质教育和工作技能培训,就是要通过教育培训活动使SP在政治素质、思想素质、道德素质、心理素质、表演技巧、评价能力等方面达到合格水平；对SP培训师和各专业教师的思想认识和工作技能方法进行培训，使其重视SP培训工作并具有相应技能。管理型职能指对SP及相关工作人员的日常管理、纪律管理、考核管理等。服务型职能指对SP项目的日常服务，包括SP的健康咨询、健康体检，培训或考核期间的生活服务等人性化的服务。一个优秀的SP项目管理团队应当正确认识这几方面的管理职责，若将SP项目管理的职能仅仅定位在教育、管理或服务中的某一种，则过于局限，会影响项目的整体进展。

四、标准化病人项目管理要解决的问题

标准化病人项目管理要回答这样几个问题：一是管理的主体是什么，即由谁来管。二是管理的客体是什么，即该管什么，不该管什么。三是管理要达到什么目标。管理本身不是目的，只是实现目标的手段，如果目标不明确、不清晰，管理手段和管理水平再高也无法到达一个确定的目的。四是该怎么管？SP项目该如何管理，从管理学角度看，其实离不开管理的几大基本职能，也就是计划、组织、指挥、协调和控制。

要搞好标准化病人项目管理，需要解决方方面面的事情。总的来说，这些事情可以概括为四大内容：一是制定科学的发展目标，包括远期目标和分阶段目标；二是制订切实可行的工作计划；三是建立一套行之有效的管理制度，包括针对SP、

SP 培训师和项目管理人员的各项规定；四是培育优秀的管理团队，落实各项工作计划。发展目标是方向问题，没有目标就无从着手制定管理制度。管理人才是工具，没有管理团队就不能实现管理。制度是保障，没有制度就难以落实管理。计划是落实各项分阶段目标的具体工作安排。

第二节 标准化病人项目管理要达到的目标

什么是目标管理？

标准化病人项目管理要达到的最终目标是什么？

一、目标管理

目标管理是以目标为导向，以人为中心，以成果为标准，而使组织和个人取得最佳业绩的现代管理方法。管理者根据实际情况和发展战略制定总目标，以此为导向，组织员工共同参与制定完成目标的标准和工作准则。必要时可将总目标划分为若干个分目标，合理配置现有的资源，并根据分目标完成情况制定部门或个人的考核标准，逐项实现分目标以达到总目标。简而言之，目标管理是一种让组织机构内的决策者、监督者和执行者都参与目标制定，通过共同努力实现所制定总目标的一种管理方法。

如果一个工作领域没有设定目标，这个工作领域的管理就极易被忽视，标准化病人项目的管理也不例外。标准化病人项目管理者应该通过制定远期目标和分阶段目标，对标准化病人项目进行管理。当标准化病人项目的决策者确定远期目标后，必须对其进行有效分解，转变成各个分阶段的目标，各分阶段目标之间应具有关联性、阶段性。管理者根据分阶段目标的完成情况对 SP 项目进行考核、评价和奖惩。有了目标管理，每位项目管理者对本部门的工作职责就非常明确了。尤其重要的是，标准化病人项目管理人员要对照预先设立的目标来评价下属人员的业绩，并努力吸引他们积极参与到评价过程中。用这种鼓励自我评价和自我发展的方法，鞭策团队成员对工作的投入，创造一种激励的环境。

目标管理以成果为导向。决策层明确总目标后，各部门据此制定各自的部门目标，并把部门目标分解落实到每个岗位和个人。至于如何达到个人的目标，则应让工作人员具有一定的自主性，即放手让他们自己做主。这样，既能保证完成任务，又能充分发挥团队成员的积极性、主动性。

目标管理需要适当授权。标准化病人项目管理的目标确定后，决策层就应放手把权力交给执行层，完成标准化病人项目管理目标主要依靠执行者的自我控制。如果标准化病人项目管理目标明确，作为上级主管人员还事必躬亲，便违背了目标管理的主旨，很难获得良好的管理效果。当然，这并不是说，上级在确定管理目标后就可以撒手不管了，上级的管理应主要表现在领导应抓的重点的综合性管理上，如对项目管理的指导、协助以及创造良好的工作环境方面。

二、标准化病人项目管理的总目标

标准化病人项目管理的总目标是建立一支具有良好的职业素养且相对稳定的团队，具体包括培养优秀的标准化病人项目管理团队，建立合格的 SP 团队，组织优秀的专业教师团队和考务组织及后勤团队等，完成教学和考试目标，在此过程中实现人、财、物等资源合理配置和使用。

（一）建立合格的 SP 团队

什么样的 SP 才是合格的呢？首先，合格的 SP 必定具有良好的职业精神；其次，应当具备辅助教学和考试所必需的基本知识与技能。

1. 合格的 SP 的职业精神

说到职业精神，管理者和使用者们常强调 SP 的奉献精神、语言能力、公平公正等。毋庸置疑，这些是优秀 SP 的基本条件。但职业精神不等同道德，它其实是一些实体性的细节。加拿大多伦多大学和 Memorial 大学的《SP 项目操作手册》开篇明义地提出对合格 SP 的要求，具体包括：

（1）职业素养：承诺参加所有要求的培训课程，如因故缺席，必定先通知培训者直到有其他人顶替；承诺工作准时等。总之，必须遵守各项工作纪律。

（2）工作态度：承诺认真扮演角色；给受训者提供客观诚实的反馈；在模拟训练前不接触学生，训练时不越角色扮演；不利用角色扮演时接触医师的便利进行与案例无关的咨询。

（3）保密意识：如非必要，不透露老师和受训者、考官和考生的个人情况；除了直接参与项目的工作人员，不泄露或与他人讨论案例的相关信息，确保案例安全；确保考试案例包括评分表安全，并在考试后将材料马上归还项目组；按照考务管理的要求，在考前不得向任何受训者或考生提供所扮演案例的信息。

从上面可以看出，SP的基本要求有共性的原则，但在不同社会和环境下各有差异。如美国范德堡大学（Vanderbilt University）有音像记录协定：规定在工作过程中的SP、教师/学生、考官/考生的言行可以被记录。加拿大北安大略医学院对SP在体格检查时的着装有详细规定，特别强调课前不能饮酒或滥用药物。又如上述第（2）点最后一项“不利用角色扮演时接触医师的便利进行与案例无关的咨询”，国内很多院校的做法可能相反，以此作为一条与SP良好沟通的渠道。

2. 合格SP应当具备的基本知识与技能

由于SP的使用目的不同，合格SP应当具备的基本知识与技能方面的要求也不完全一致。总的来说，其知识和技能要求如下：

（1）具备表演的基本知识与技能。

（2）能够按照病例要求进行逼真的模拟。

（3）能够稳定地表演案例所要求的病人角色，保持良好的一致性。

（4）能够完整回忆整个问诊检查过程并完成评估表格

填写。

（5）能准确地对被考核的考生进行评价。

（6）能够向服务对象进行适当的反馈，协助完成临床教学工作。

此外，一个合格的SP团队还应该具有良好的团队文化，形成互相帮助、互相学习激励的良好氛围。

（二）合理配置现有资源，达到教学和考试目标

人、财、物等资源的配置与管理是SP项目管理的重要内容，这里的资源是指那些在SP教学和考试活动中可被利用的一切事物，包括物质的或精神的、校内的或校外的、有形的或无形的资源。在教学中，我们总是期望用相对较小的教学资源投入达到教学目标，获取最优化的教学效益，提升临床医学教育的品质；在考试中，我们希望以相对较小的投入和有限的知悉范围，完成考试并达到较高的信度和效度。

要实现资源的合理配置，需要充分考虑以下几点：

1. 课程设计

课程设计即SP应用在哪些课程的教学与考核中。资源的配置必须满足教学内容和教学方法的需要，比如SP仅仅应用在内科、外科的教学中，还是同时应用于儿科、妇科、精神科的教学中？是仅仅应用在问诊的教学中，还是包括体格检查？是仅仅应用在医学教学中，还是也在学科考试中采用？授课方式是小组讨论还是大课方式，亦或是两者相结合的方式？是否需要多媒体教学设备和教学课件？应当基于这些课程设计的要求配置相应的教学资源。

2. 考试设计

考试设计包括考试内容和考务组织形式。目前一般采用的是在客观结构化临床考试（OSCE）中部分或全部考站中使用SP的形式，考核学生问诊能力、体格检查能力、交流沟通和人文关怀能力等。考试设计，是如美国执业医师资格考试（United States Medical Licensing Examination，USMLE）的第二部分中12个病例，每个病例都需要SP，考核内容包括问诊、体格检查，还是如同我国医师资格分阶段考试实证研究第一阶段考试中，仅在病史采集部分应用SP？ SP是否需要参与或代替考官进行评分？在考试流程安排上，如何提高效率？各考站之间是采取同步完成形式，还是采用不同步完成的形式？在多个考组同时进行的情况下，是采用单循环的形式，还是采取多循环的方式？不同的考试设计，所需要的SP数量和培训要求也有所不同，例如：SP如果仅在考试中扮演“标准病人”的角色，而不对考生的表现评分，那么，SP的培训要求则低一些；如果在体格检查的考试中也使用SP，则需在培训中加强SP对各种体格检查手法的学习与评价训练。

3. 较高教学效率的需要

教学效率是对课程教学活动进行合理性评价的一项重要内容，表现为在单位时间内，通过SP和SP培训师必要的精力消耗，让尽可能多的医学生在技能掌握、工作态度、沟通能力等方面得到尽可能多的实际效益。通过计划和统筹管理等措施，可以提高SP培训和使用中的工作效率，以满足提高教学效率的需要。

将SP应用到医学教育和考试中，虽然投入和成本远远高于传统的医学教学和考试方法，但是，关于资源配置的效益问题，不能仅以单纯经济学“效益”去看待，要从临床教学和医学考试要达成的整体目标来看。医学教育承担的是培养合格的医生，使医学生具备合格医师所必需的知识与技能、情感态度与价值观是临床教学希冀达成的总目标，同时这也是医学考试的目标。在具体的临床教学和考试活动中，知识与技能可能是在短时期就能够通过授课和考试达成的目标，但是情感、态度及价值观的形成则可能是相对长期的，依赖于授课老师的谆谆教导和言传身教，是一个“润物细无声”的激发与滋养过程。SP 在医学生的沟通交流、人文关怀、职业素养的培养方面具有传统教学方法难以取代的优越性。因此，不能仅仅从经济学角度评价 SP 的投入和产出的“效益”，不能因为 SP 的培养和使用成本较高就否认其在教学方面的“效益”，需要综合考虑教学资源配置的长期效益和短期效益、社会效益和经济效益、个体效益与群体效益等诸多方面。

第三节　标准化病人项目管理的主体

谁来负责标准化病人项目管理？

他们需要具备怎样的素质？

目前，国内开展标准化病人项目的机构大多数是医学院校，主要将 SP 用于临床医学教学和校内考试中。由于标准化病人项目管理涉及多个部门间的协调，为提高效率，需要实行院校领导负责制，即建立以教学副院长为SP项目组长，各相关教研室骨干教师为组员的领导机构，负责SP培训和后续的教学、考试工作，并配备专职管理人员。同时，随着教学和考试技术的进展，SP目前正处于应用于全国医学统一考试的尝试中，我国的考试机构正在研究制定应用在医学考试中的SP的基本要求和相应的管理办法。

一、负责标准化病人项目管理的机构

管理学诸多要素中，组织决策（主体）无疑是最重要的一环。不同的管理主体，所确定的方向和目标也不尽相同，相应的分工、人事、机构、程序和制度也随之调整。虽然标准化病人项目进入国内已二十余年，在一些院校中取得一定的成绩，有的经过多年实践，总结出较成熟的经验；有的擅于组织，SP维系良好，队伍较稳定；有的已经尝试社会化管理，且颇有成效，但各院校在SP管理上还是各行其是，所培养的SP在水平上还参差不齐，尚未形成统一的行业标准。

国家医学考试中心（以下简称医考中心）经过前期大量的调研工作，在2015年医师资格分阶段考试实证研究中，第一次在较大范围统一考试中使用SP。随后，召集标准化病人项目开展较成熟的院校专家开始SP项目研究工作。目前，SP项目管理主体大致有4个层次：考试机构、考试基地、医学院校和SP管理机构等。考试机构主要指医考中心，应当制定用于全国医学统一考试的SP的相关标准和管理办法。考试基地指医考中心授权举行全国医学统一考试的医学院校或其他机构。但国家医师资格考试和院校日常教学评估中使用的SP的标准是各有侧重，考试基地除了承担医学考试任务外，还往往同时承担校内医学教学任务，而且很多考试基地与院校基地是同一主体。医学院校的SP项目则是教学、考核、评估和反馈并重。SP管理机构是新兴事物，在我国刚刚起步。这些组织的关系见图1-1。

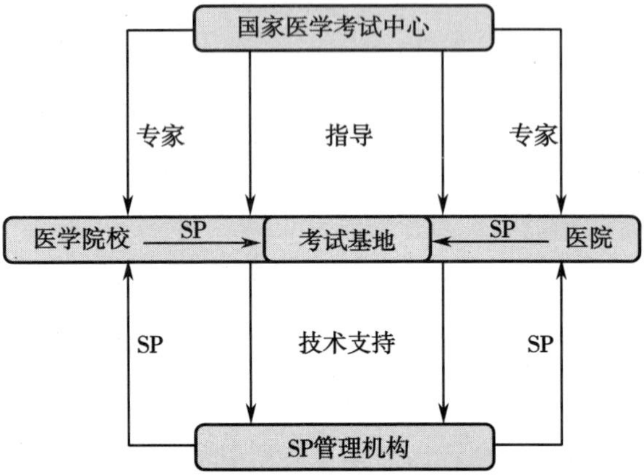

图1-1　负责标准化病人项目管理的各主体机构之间的关系

（一）考试机构

国家医学考试中心是国家卫生健康委员会直属事业单位，根据国家有关法律法规及部门规章，承担卫生行业的医学考试和医学人才评价相关工作。1998年《中华人民共和国执业医师法》公布实施以来，医考中心承担医师资格考试的技术性工作，包括研究制订医师资格考试标准和考试大纲、考试设计，组织试题开发、考试实施，推荐合格分数线，以及指导全国考务工作，开展相关理论与实践的研究等。

2015年，医考中心在前期大量调研的基础上，首先在国内14所医学院校顺利举行了临床执业医师资格分阶段考试实证研究的第一阶段考试，2016年参加第一阶段考试实证研究的西医医学院校扩大到33所，2017年扩大到46所。在第一阶段实证研究中，医考中心正在探索将SP引入到临床基本技能考试的多站式考核中，模拟临床场景，利用SP考查考生在病史采集、沟通交流和人文关怀方面的能力和素质。绝大多数采用SP考试的试点院校认为，SP基本达到了模拟的标准化、行为应答的规范化以及评分的客观化，能够较好地模拟临床场景。通过考后数据分析显示，应用SP进行的医学人文素养评分结果与考官评分结果一致性较好。

作为以国家医师资格考试为目标的SP项目管理主体，医考中心要做好决策，统一我国医师资格考试中SP的选择和培训标准，规定SP的义务和责任，指导对SP选聘、招募、培训、考核和聘任等整个过程。组织专门的专家委员会，制定专家选聘标准，规定专家工作职责、义务和权利，对各基地的SP项目进行指导和评估，控制考试用SP的质量标准。协调各基地或院校间的交流，包括SP项目管理人员、SP培训师以及SP的交流。但在目前情况下，由于条件限制，医考中心不可能实质性拥有SP，实体性工作必须依靠考试基地和院校。目前试行的SP管理办法中，实行SP培训的机构认证制度，由这些机构负责SP的培训与日常管理。

（二）医学院校（考试基地）

医师资格考试基地大多依附于高等医学院校或医院，二者无论在组织关系上还是在功能上均有重叠。在国家医师资格考试层面上，均接受医考中心的指导，同时为医考中心提供专家及师资力量。然而院校的SP项目绝不仅限于考试，更多是教学、评估、反馈和研究，可能各有侧重之处。各家可根据自身情况，制定出适合自己的管理条例，但总的原则趋于一致。一般都规定SP招募条件、基本能力、培训要求、合格标准和SP工作制度等。以汕头大学医学院为例，汕头大学医学院同时是国家医师资格考试实践技能考试（临床类别）和考官培训基地，在SP项目上属于典型的院校和基地功能重叠。

用于医师资格考试的SP基地必须满足一些基本条件，包括SP项目管理团队、培训师资、管理制度、经费支撑、固定地点和合适的空间等。按照国家要求，用于医师资格考试的SP基地的基本条件如下：

1. 依托高等医学院校。
2. 有稳定的SP项目管理和培训团队。
3. 具有5年以上SP培养和使用经验。
4. 建立完善的SP培训和管理制度。
5. 有专项经费支撑。
6. 具备持续承担SP师资培训工作条件。

毕竟，国内现阶段的SP队伍还处于起步阶段，且多为兼职或义务性质，离职业化还有很长的路。各家使用单位或多或少存在SP队伍不稳定、流失率偏高等问题，其中原因不一而同。而招募、培训及考核SP是一个费时费力的过程，有的单位甚至吃尽苦头。如何维系稳定的SP队伍，各家可以说殚精竭虑，努力维持。当然也有相当一批SP项目管理团队和SP培训师热爱教学，甘于奉献，几十年如一日地坚持不懈。

（三）SP管理机构

欧美发达国家的SP项目已经进入职业化、社会化及商业化运作模式，既降低使用成本，又提高使用率。国内SP项目多在教务处领导下，由临床技能中心或诊断学教研室负责日常管理、培训、考核、使用，由于SP志愿者人数较多且人群特征同质性低，院校SP日常管理不仅需要花费大量的人力、物力，而且不容易做到面面俱到，因此造成投入较大、投入与产出不成比例、效率较低的局面。

目前国内已经有北京协和医院、华中科技大学同济医学院等尝试开展SP管理社会化，将其部分日常管理工作委托有教学资质的机构。主要特点有：

1. 机构根据院校教学需要提供资质良好的SP。

2. 使用单位负责向机构（即SP培训方）提供SP工作情况反馈。

3. 机构负责SP的日常管理，与SP签订劳资合同，并向SP支付劳务费。

4. 各家院校均可向机构提出使用要求，同时付给机构费用。

从使用效果看，SP团队日常运营管理社会化一方面有利于市场实现资源合理配置，控制运作成本；另一方面有利于提高SP管理精细化和使用效率。但目前我国实现社会化管理的SP机构实属凤毛麟角，经验不多。其原因是多方面的，主要还是市场供需问题。

二、标准化病人项目管理团队的基本架构

如前所述，标准化病人项目管理团队的基本组织架构包括决策者、监督者和执行者。决策者一般为医学院校分管教学工作的领导，监督者包括医学院和附属医院的相关学术委员会或顾问、考试机构、教育研究机构等，执行者为医学院校的教育处和临床技能中心等机构的工作人员，组织架构如图1–2。

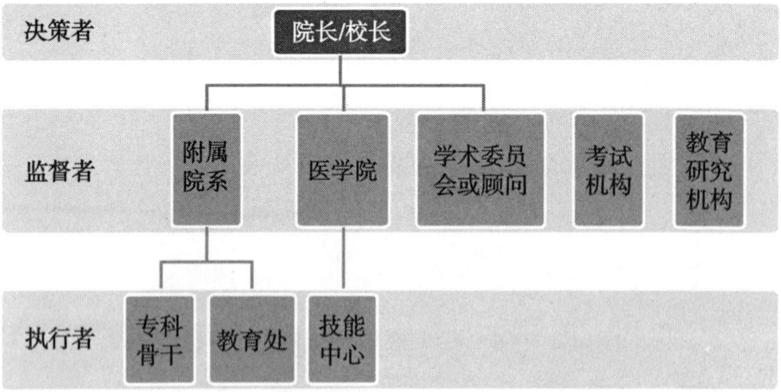

图1–2 标准化病人项目管理的组织构架

三、标准化病人项目管理人员应具备的基本素质

标准化病人项目管理团队包括决策者、监督者和执行者三个层次的管理人员。决策人员负责调查研究制定SP相关的标准和管理办法；监督人员负责监督检查SP相关制度、培训计划的落实情况；执行人员则承担着SP招录、筛选、培训、使用、考核和日常管理等任务，是直面SP的主体，在SP团队建设、使用和维护中起到至关重要的作用。

（一）决策层管理人员的基本素质

决策层的项目管理人员负责制定SP相关的标准和管理办法，既是决策者，又是领导者，应该具备的能力包括政治素质和行政管理能力、规划和领导能力、人际交往和沟通能力、认知和学习能力、计划和组织能力等多方面的能力。

1. 政治素质和行政管理能力

在领导SP项目的过程中，能够坚持正确的政治思想、把握正确的政治方向，善于识人用人，组织相应部门相互协同完成SP项目中的系列工作的能力。

2. 规划和领导能力

对SP师资培训和SP培训的数量、规模等进行统筹规划，使其具有科学性并符合教育和考试需求的能力。

3. 人际交往和沟通能力

熟练应用学习、倾听和信息传递的技能，深入了解国内

外SP师资培训和SP使用的各种经验，倾听机构内部的声音，为SP项目相关制度的完善收集足够的意见和建议的能力。

4. 认知和学习能力

不断学习相关知识和新进展，进行风险评估的意识和决策能力，以及主动收集各方面不同的意见，进行分析式思考的能力。

5. 计划和组织能力

计划能力指对未来一段时间的活动目标和目标实现途径做出预先筹划和安排的能力。组织能力指利用人、财、物等资源，对目标进行细化、合理配置资源，从而推动计划有效实施的能力。在标准化病人项目管理过程中，决策层的工作不仅涉及本院校内部，同时也涉及本区域范围或全国的标准化病人项目管理和组织，涉及较长一段时间的系统规划，应该具备较高的计划和组织能力，使工作当中的各类要素相互高效配合，消除不必要的冲突。

6. 知人善用和培养团队的能力

用正确的人做正确的事的能力，以及关注团队成员潜能的开发，启发他们自主学习，安排适合的工作帮助他们成长的能力。

7. 调研和分析能力

能够通过调研分析提供相关报告，为决策提供科学依据的综合分析能力。

8. 创新能力

在求实的基础上要能够在具体实践过程中具备创造性解

决问题的能力，同时还要能够审慎地看待创新活动。

（二）监督层管理人员的基本素质

监督层管理人员包括内部监督人员和外部监督人员。内部监督指来自医学院和附属医院管理人员对SP项目的监督，包括中层管理人员、财务审计部门和SP的使用部门（教学顾问和教学部门负责人）等。来自其他相关学术委员会、考试机构、教育研究机构的监督为外部监督。监督层的管理人员负责监督、检查SP管理制度的执行情况，考核SP教学和考试的质量，是SP项目管理体系中关键的环节。监督层管理人员必须具备以下基本素质：

1. 主动性

主动性是指监督者在工作中不惜投入较多的精力，提前预计到事情发生的可能性，善于发现问题并提出合理的意见和建议，有计划地采取行动避免问题的发生，积极配合，主动推进相关工作进展。

2. 执行力

执行力是监督人员必须具有的能力。要能够很好地理解和掌握工作相关的基本要求、标准、规章制度，据此做好各个环节的监督和指导工作。

3. 专业知识与技能

除了管理方面的知识和技能，监督层管理人员作为管理者同样应该具备一定的专业技能，包括工作中涉及的医学教育和考试知识等。

（三）执行层管理人员的基本素质

执行层的管理者直接负责 SP 的招募、遴选、培训、考核、使用全过程，负责 SP 培训师以及教师团队的筛选、组建、培训工作，担负着 SP 项目的日常管理工作，如与 SP 及 SP 培训师的交流沟通工作。其基本素质侧重于个人素质和修养、执行能力、计划能力和时间管理能力、关注细节的能力、沟通能力、激励能力与团队建设能力、情绪控制能力等方面。

1. 个人素质和修养

要充分认识 SP 工作的重要意义，认识自身在 SP 培养体系中的重要作用，热爱此项工作。自信、谦虚、心胸开阔，具有吃苦耐劳精神和奉献精神，实心实意为广大 SP 和 SP 培训师服务。要具有审慎的工作态度，时刻注意工作中的安全保密，不对外透露 SP 人员身份和试题内容等。

2. 执行能力

按照国家和院校既定的工作计划，高效组织安排工作。根据情况启动 SP 的招募并安排招募、筛选、考核、录用各个环节或针对某项考试任务对已有 SP 进行考前培训。对内外部可利用的资源进行综合协调，制订出可行性强的工作计划，并通过有效的执行措施，最终实现工作目标。执行力对个人而言，就是干完、干好自己想干的事；对基层 SP 项目管理者而言，就是选拔合适的有热情和专业知识的人员，安排到恰当岗位上，完成好决策层交办的任务。

3. 计划能力和时间管理能力

SP 项目的日常管理工作和考试管理工作非常具体，并且一般都有时间要求，比如必须在多长时间内完成多少数量的SP的招募，或者在几天之内完成某项考试的SP准备，都需要管理者提前做好计划，安排好时间进度。

4. 关注细节的能力

SP执行层管理人员的工作细致、琐碎而繁杂，在一系列的工作中要有做好每一个细节的务实精神。在SP的招募、遴选、培训、考核、应用等一系列环节中，大量的人员通知、时间地点安排、培训人员安排部署、联络沟通等具体工作，每一项、每一个细节都可能影响到工作的整体，特别是考试中的各个环节，SP是否培训合格、是否会按时到达指定地点、是否会有突发状况以及如何应对，都需要SP基层管理人员具有关注细节的能力。

5. 应变能力

在组织各种培训和考试过程中，即使已经有合理的计划又足够注重细节，并且有应急的预案，但是越是大规模的活动，涉及的人、财、物越多，其组织实施的过程越可能出现问题，并且可能是影响较大的问题，因此在做好各项前期工作的基础上，管理人员也应该具有灵活应变的能力，善于发现问题、汇报问题、解决问题，从大局出发减少突发事件的不良影响，或将不良影响控制在最小范围内。

6. 沟通能力

对于SP执行层管理者，沟通工作在日常工作中占很大比重，沟通是必不可缺的能力。必须能够做到顺畅地与广大准SP、SP以及SP培训师、院校SP管理人员进行有效的沟通，才能提高团队的整体工作效率。

7. 激励能力与团队建设能力

应用SP进行医学教育工作或医学考试工作，涉及SP的招募、遴选、培训、考核、应用等一系列环节，同样涉及SP以及SP培训师、院校SP管理人员、考官等多方面的人员，这些人员组成了一个SP项目团队。团队的文化氛围、工作积极性、工作成效都依赖于基层管理人员的团队建设能力。优秀的管理者要善于激励团队所有成员，也要善于自我激励。采取有效的激励方式，让每一个团队成员发挥自己的才能，努力去完成任务，把他们的“要我去做”变成“我要去做”，其效果不是采用命令的方式安排工作可比的。

8. 组织和协调能力

由于SP不是普通的员工，在目前中国的体制下，一般而言SP与医学院校没有直接的隶属关系或劳资关系，大多数SP都是在业余时间来参加工作。多数的SP培训师和工作人员也不是专职进行该项工作，而是在临床工作、教学工作、医院管理工作等各个岗位上，利用业余时间来参与SP项目管理工作。SP项目管理人员安排相关工作是要兼顾多方的时间安排，要求有较强的组织和协调能力。

9. 情绪控制能力

SP项目执行层的管理人员是整个项目的润滑剂，是直面SP以及所有团队成员的人，在面对广大准SP和SP过程中代表着医院或医学院以及整个SP项目团队。在繁杂的工作中随时可能出现影响情绪的人和事，在这个过程中一旦自身出现不良情绪或团队成员出现不良情绪，都可能影响整个团队的凝聚力和战斗力。因此管理者需要具备情绪控制能力，能够控制自身情绪也能够及时发现团队成员的想法，及时减少团队成员情绪失控的情况。

第四节　SP 项目管理的客体

SP 项目管理要管理哪些内容？

人、财、物、信息管理的要点是什么？

一、SP 项目管理要管理的内容

SP 项目管理的客体是什么？也就是 SP 项目管理要管哪些内容？我们不能仅仅把 SP 项目管理狭义地理解成针对 SP 的管理，SP 项目管理不是仅对 SP 的管理，也不是仅对“人”的管理，而是对 SP 项目运行中“所有资源”的管理。这里的资源包括内部资源，也就是组织内部的人力资源、资金、信息、有形资产和无形资产，还包括外部资源，也就是 SP 项目的服务对象（医学生和考生）、政府部门、行业协会等。SP 项目管理涉及人、财、物、信息、环境、时间等，覆盖从 SP 招募、遴选、培训、考核及使用和再教育全过程，这种管理可参照现行最热门的 ISO 9001《质量管理体系要求》及 ISO 9004《质量管理体系业绩改进指南》等标准进行。

二、人、财、物、信息的管理要点

（一）“人”的管理

SP项目的人力资源涉及管理者、培训者、SP和使用者等。管理者首先应对整个项目设定目标和规划；然后制定管理方法和条例；组织专家委员会和教师团队，切实做好SP的招募、遴选、培训、考核、录用、使用、反馈和再教育等环节。专家委员会指导培训SP培训师，并对培训师和基地进行相应的能力和资质评价，达不到要求或标准者，必须加强培训或落实其他相应的措施以保证达标，否则淘汰；SP项目管理者和SP培训师也要经常聆听SP和SP使用者的意见，并对项目方案进行再评估和完善。

（二）硬件设施的管理

通常SP项目基地与院校的临床技能中心或其他相关组织属于同一机构，一般是依托这些教学机构进行SP培训、考核与使用。这些基地多有通用的管理条例，只是管理内容上增加SP项目而已，硬件上一般没有特别要求，但使用上多要求房间里配有相应的音像摄录设备，以满足评估、考核和反馈的需要。

（三）财务资源的管理

目前各个院校SP项目的资金来源一般为院校或基地的

专项资金。SP 项目的资金支出包括培训师资、培训 SP、考核评估和使用等阶段的支出。其中大部分用于支付 SP 工作费用。SP 项目管理团队一方面应扩大资金来源；另一方面，如果 SP 使用单位较多的话，可以试行资源共享，提高使用率，通过规模效应降低支出费用。

（四）SP 提供方和使用方合作资源的管理

一个组织的生存与发展离不开价值链上的合作伙伴，SP 项目也一样。以汕头大学医学院为例，该学校所在地仅有一家医学院校，其他医院和培训机构对 SP 项目认识和需求并不强烈，故该校 SP 的使用主要是日常教学，当然也包括考试。而医学院校较为集中的地区则有条件进行资源整合，以降低成本。不过，随着国家住院医师规范化培训制度的落实和推进，SP 项目必将会有更大的拓展空间。

（五）知识、信息与技术资源的管理

主要是对相关人员的培训材料和方法的管理，包括 SP 招募、培训、考核、管理和应用 SP 进行教学和考试的资料，其中的考试资料包括角色扮演脚本、评分标准、考试评分册等。按照保密程度，应该是考试资料的保密要求高于培训或教学资料，在考试资料中，评分标准和考试评分册的保密要求高于 SP 培训脚本。基地应鼓励教师积极编写脚本和案例，尽量增加病例库的容量。当然，这是以 SP 的数量为基础的。选入试题库的案例应该经过专家小组集体审定和评估，同时按专业、难易度等进行分类。

第五节　标准化病人项目管理的原则

标准化病人项目管理的基本原则有哪些？

如何落实这些管理原则？

一、纪律原则

要保证SP项目的规范化运行，首先要坚持“纪律原则”。“纪律”包括SP项目的管理制度和团队成员对该制度的态度及其遵守情况。没有规矩，不成方圆，SP项目必须具备规范的管理制度，才能依据相应的规章制度和操作标准，判断和评价SP的行为和工作结果是否符合要求。SP项目管理在制度方面存在的常见问题，一是缺乏完善的、细化的规章制度、工作流程和标准；二是已有的规章制度得不到很好地执行。制定和维持纪律最有效的办法，一是制定相对完善的制度，使其尽可能明确而公平；二是培养遵规守纪的良好行为习惯；三是合理地执行奖惩制度。

首先，我们必须从实际工作任务出发，建立一整套包括组织机构设计、职能分工、岗位职责、工作流程和考核标准在内的SP项目管理制度，SP和其他团队成员才能做到有章可循、有规可守。同时，要确保编制的管理制度和工作标准是规范、可执行的，只有这样，才能保证项目的整体运作是规范有序的。在执行过程中，还需要注意收集各方面的反馈意见，仔细推敲、认真琢磨，在执行过程中不断修改完善，避免管理漏洞。

其次，要加强团队成员的纪律观念，采取加强教育、潜移默化、循序渐进、持续推进等一系列有效手段，增强大家的规范意识。例如，守时对于SP来说很重要。那么，SP管理人员、SP培训师以及后勤人员在整个招募以及培训过程中都要以身作则，一旦时间安排确定下来，所有人都遵照执行，需要调整时间的必须事前沟通。长此以往，形成遵规守纪的良好习惯和氛围，在团队内部形成管理制度可以执行、能够执行、容易执行、自觉执行的环境和条件。

最后，要严格奖惩，通过考核、奖励、处罚等手段，引导、培育、推进精细化管理。在考核过程中，要本着有利于推进工作，有利于调动积极性的原则，根据考核结果，对于工作优异的给予肯定和表扬，起到激励作用。例如，在编写SP培训病例的过程中，常常需要SP培训师和教师集体备课，对于表现突出的人员要及时肯定，对于有经常请假不能按时参加集体活动的人员，要及时指出问题所在，促其整改提高。要知道，对所有的人员"吃大锅饭"是一种不公平的做法，要严控考核。

二、以人为本原则

人是劳动的主体，只有作为劳动者的人具有积极性和热情，才能创造更多的社会价值。如果项目管理者仅仅把SP、

SP 培训师以及教师团队当作一种教学“资源”来使用,而不从感性的因素考虑,那 SP 就与模具等一般的教学资源没有区别了,团队成员也将失去创造力和执行力。

现代管理方式强调人本主义的人性化管理,要求管理者注重团队成员的感受。同样的工作,在行政的约束下完成还是自动自发的工作,虽然都完成了任务,但其综合效果完全不同。要想将 SP 项目经营得有声有色,管理者需要建立“以人为本”的管理制度和团队文化,时刻牢记 SP 项目管理活动的实施对象是有思想、有独立人格,具有主动性、自主性和主观能动性的人;必须关注他们的感受,经常与之交流,了解他们的想法,使其对所属的教学机构或考试机构具有归属感;帮助他们获得工作上的成就感、满足感,充分发挥他们的主观能动性和自我教育、自我管理能力,使团队的工作具有成效、富有创新性。这就要求管理者不仅仅通过知识、能力和技巧来领导团队成员,同时还需要通过责任感、诚实正直的品格和对医学事业的无私奉献精神来影响他们。

SP 项目管理中离不开对“以人为本”理念的深刻认识,SP 项目管理不能仅仅理解成对 SP 的管理,管理者不仅仅是对团队成员包括 SP、SP 培训师以及教师团队等分配任务、考核、监督,更重要的是帮助他们制定与机构目标相一致的目标,或是将个人的成长目标与组织的目标统一起来,以自己的经验帮助他们成长。“以人为本”的管理,其目的不仅仅在于营造良好的人际关系和友好的工作氛围,而在于凝聚共同的愿景和努力方向。

目前,多数院校的 SP 培训师和教师团队为临床医生或管理人员兼职，院校与SP的劳动关系也较为松散，多为志愿者或临时雇佣关系。这种情况下，如不能充分调动团队成员的主动性，再好的管理制度也不会取得好的成效。也就是说，要取得良好的成效，必须调动所有团队成员参与项目管理的积极性，尊重其主体性，唤起他们内在的激情和对医学教育的奉献精神，协调SP之间、SP与培训师之间、SP与管理者、SP与医学生之间建立良好的合作关系，使团队内部的不同成员取长补短，共同达到工作目标，且通过工作业绩给大家带来个人价值的实现感。

三、相对稳定原则

一个常常处于不稳定状态的SP项目团队是无法进行有效管理的，更不用说其工作效率的提升和团队文化的建设。当然，稳定性是相对而言的，一定比例的人员流动是正常现象，但是，如果一个机构花大力气培养出来的SP培训师、教师或SP纷纷离开，可想而知，这对SP项目管理必将造成巨大的压力。另外，如果SP项目管理团队自身的稳定性存在问题，会对SP项目管理带来更大的影响。试想如果SP管理者频频更换，不论频繁更迭的是决策层的领导还是执行层管理人员，各项制度的延续性和执行力都会受到挑战，又如何能够保证项目的良好运转？

维系SP项目管理团队和SP培训团队的稳定性，主要依靠其所在机构的管理能力和管理水平。例如：关注相关人员对SP项目的贡献和相应工作成绩，在人事管理和职工考核等方面给予一定的政策倾斜，保护他们参与项目的积极性并提供一定的便利。

维系SP团队稳定性的首先是经济手段，其次是人文关怀和情感维系。当然，改善工作条件和环境也很重要，无论采取什么方式维持SP队伍的稳定性，都应注意“留人先留心”，真心尊重、关心SP，体察其需求，帮助他们成长进步，给他们营造发挥自己才能的环境，自然能留住人。

四、目标导向原则

以目标为导向的管理，能够把传统方法中的“要我做”和“要我怎么做”转变为“我要做”和“我应该怎么做”，激发SP项目团队中的成员主动思考，创造性、灵活性地工作。以目标为导向的管理根据目标确定每个人的工作，以目标完成情况的考核来评定工作成果，作为人事考核和奖评的依据，但团队成员完成目标的具体过程、途径和方法，上级不应过多干预。

首先，要将目标进行层层分解，将大的目标分解成每个部门、每个岗位要求实现的具体目标，通过建立岗位责任制和各项工作量化分解，使每个岗位都有明确的责任、各项工作层层分解，责任到人。SP项目的远期目标、近期目标以及每天的目标都要明确具体并且切合实际。然后，结合目标制订“跳一跳能达到”的工作计划，保证一定的时间去执行，小步快走，完成计划。最后，每阶段结束后，要对上一阶段的工作进行评价，回头看目标是否达成、计划是否可行、在实施过程中有何不足等，以便对目标和计划进行及时调整，更好地布局下一阶段的工作。

其次，本着“谁主管谁负责”的原则，管理者首先做出表率，自觉履行自身职责，起到示范、督促作用。同时，按照下一级对上一级负责的原则，在日常工作中，建立层层负责的责任制。以目标为导向，必须重视目标评价，客观、准确、及时地反馈和改进，并加强监督检查和责任追究，才能实现压力层层传导，工作事事落实。这种方法看似缓慢，实则扎实，如果能够长期坚持下去，一定能够收到良好的效果。

五、效益与效率原则

管理活动的根本目的在于提高组织活动的效益，即提高产出与投入之比。SP 项目管理也存在提高医学院校办学效益的目的，这种效益包括社会效益和经济效益。社会效益是医学教育对社会所起的作用和贡献。SP 在医学教育中对于提高医学生沟通能力、人文关怀能力、临床技能等方面所发挥的作用得到广泛认可。医学生作为我国卫生人才队伍的后备力量，其职业素养和临床服务能力的提高必将对人民群众的健康发挥重要作用，因此，SP 项目的社会效益毋庸置疑。经济效益是培养医学人才数量和质量与投入之间的关系。坚持效益与效率原则就是要全面提高 SP 项目的社会效益和经济效益，争取二者双丰收，这也是经济发展和医学教育改革的必然要求。

第二章

标准化病人项目管理的要素

第一节　管理的六个基本要素

管理的基本要素有哪些？

在标准化病人项目中我们如何对这些要素进行细化和落实？

管理主体包含6个方面的要素：

1. 人力

管理需要三方面的人来完成，他们分别是决策者、监督者和执行者。

2. 财力

资金是必不可少的要素，资金既要有充足的来源、储备，还要保证其可流动性。

3. 物力

物力是指所需要的场地、设备、工具及耗材等物料，涉及其采购、保管、维修、供应、分配等。

4. 信息

主要指管理用的各种信息，包括各种制度、标准、操作流程、技术与方法等。信息有多种承载的形式，比如文字、图像、声音和影像等。也有多种传播方式，比如微信、网站、电视以及广播等。

5. 环境

环境是指管理实施的地理位置或所需要的空间范围等。

6. 时间

管理所需要的时间，包括固定时间和自由时间等。

结合人力、财力、物力、信息、环境、时间这六要素，通过计划、组织、领导、控制及创新等手段，就可以高效地达到管理目标。以上要素在任何项目的管理中都缺一不可。在实践过程中，只有将上述要素进行细化并逐一落实，我们才可能实现我们的管理目标。在后续的章节中，我们将上述管理基本概念中的要素进行拆分，根据SP项目的需求进行细化和落实，并运用管理的手段将其紧密结合起来，就可以达到高效管理SP项目的目的。

第二节 “人”的管理

项目管理团队中决策者、监督者和执行者的职能是什么？

如何管理标准化病人培训师、考务协调人员、标准化病人和考生？

一、项目管理团队

管理要素中的“人”包括决策者、监督者和执行者。在我们 SP 管理团队中，需要这三方面的人组成合理的组织架构。

（一）决策者

决策是指人们在行动之前，对行动目标和手段进行探索、分析、评价，最终对行动方案作出抉择并实施的全过程。决策者是指对决策过程具有决定作用或有较大影响的人，他们根据需要实现的目标，审时度势，从多个可替代的行动方案中，选择一个最合适的方案，并领导团队实施。

SP 项目管理决策者的基本职能有两方面：一方面是领导和管理 SP 项目决策团队，按照需要达成的目标选人、用人，建立起优化的决策团队，并有效地领导和管理整个决策团队；另一方面是领导和直接进行决策工作，通过决策者个人和决策团队的有机协作，展开科学决策的工作过程，调查、研究、制定、决断并且实施、检查、总结等。目前在 SP 项目管理中，担任决策者角色的基本都是医学院校的高层管理者，他们熟悉医学教育管理工作，在 SP 项目管理中起到决定并引领发展方向的作用。

（二）监督者

监督是对项目执行过程中的重要环节进行监视、督促和管理，使其实施结果能达到预定的目标。加强监督管理是保证执行力的重要手段。如前文所述，SP 项目的监督者包括医学院和附属医院的中层管理人员、财务审计部门和 SP 的使用部门组成的内部监督层管理人员和其他相关学术委员会、考试机构、教育研究机构组成的外部监督组织，负责监督检查 SP 项目各项管理制度的执行情况、反馈 SP 使用过程中发现的问题等。目前各院校的 SP 项目主要是内部监督，担任监督者角色的基本都是院系教学部门的教学管理负责人和（或）本院组织的专家顾问团队和使用 SP 的教学部门。内部监督层面项目管理人员对项目工作进行监督，具体可包括 SP 项目的管理规定是否科学合理；SP 的招募、培训、考核、使用过程是否严格按照相关规定进行；SP 在教学或考试中的工作态度和工作质量等。监督过程中需注意的是，监督者需要具备的特点包括以下几点：

1. 权力性

监督必须以权力为后盾，它是一种权力对另一种权力的约束。没有权力作监督的后盾，监督就会丧失权威性。因此在制定相应管理制度时要注意赋予监督者足够的权力，最好将监督者的评判结果形成书面资料。例如使用 SP 进行教学或考试过程中常规要求使用者反馈使用意见，或在 SP 培训过程中收集教学顾问或专家的意见，并将这些连同财务审计部门检查结果、其他管理人员的检查结果等作为相关团队成员的考评条件。

2. 外在性

监督必须是由被监督主体以外的力量实施的行为，对于被监督者来说，它是一种外在的力量，而不是一种自我的克制。如果监督者与被监督者同为一体的话，这种监督对个人来说，那只是一种道德或良心的约束；对一个具体的组织来说，监督很可能成为一种良好的愿望。因此SP项目决策者和执行者都不应该同时充当监督人员，专家顾问也不建议同时充当SP教学中的专家和SP使用方的专家。

3. 平等性和独立性

监督与被监督者之间必须是两个相对平行的行为主体，监督主体的地位是独立和平等的，而不是依附的命令和服从的关系，监督者更不能处于被监督者的控制、支配之下。如果监督者的地位缺乏独立性，而受制于被监督者，监督的有效性将大受影响。因此在SP项目决策团队和执行团队之外应该用专门的SP项目监督团队，并制定深入SP项目各个环节的监督流程，平等、独立地反馈监督结果。

4. 强制性

监督关系绝不是以被监督者的自愿为基础建立的，不管被监督者是否愿意，都必须接受监督。监督者有时要制止被监督者的错误，甚至对被监督者要做出处罚，没有强制手段是不可能实现的。因此，在各项相关制度制定过程中，就应该将监督作为必不可少的环节，并强制执行。

SP项目中监督者的职能在于对SP项目运行进行过程监督和质量监控，发现并反馈问题，为项目可持续发展和更新进步保驾护航。另外，除了监管，监督者在决策者和执行者之间还起到承上启下的连接作用。

（三）执行者

执行者是负责贯彻施行、实际履行决策者所下达任务的人。在SP项目管理中,他们直接负责SP的招募、遴选、培训、考核、使用等,负责SP培训师以及教师团队的筛选、组建、培训工作,担负着SP项目的日常管理工作。目前,担任执行者角色的基本都是教学项目的组织和实施者,比如临床技能中心的管理人员。

执行者需要具备执行力,即有效利用资源、保质保量达成预定目标的能力。执行力是把决策者指定的战略规划转化成为效益、成果的关键。个人的执行力取决于其本人是否有良好的工作方式与习惯,是否熟练掌握管人与管事的相关管理工具,是否有正确的工作思路与方法,是否具有执行者的管理风格与性格特质等。团队的执行力是指一个团队把战略决策持续转化成预期结果的满意度、精确度和速度,表现出来的就是整个团队的战斗力、竞争力和凝聚力。

在SP项目管理过程中,执行者的职能在于合理有效地利用内部和外部资源,严格按照决策者制定的目标和规章制度,在监督者的监督下,保质、保量、按时完成SP的培养和相关教学、考试工作,并向决策者反馈项目运行过程中发现的问题,向决策者提出改进的建议,推动SP项目的进一步发展完善。执行者能力的好坏直接关系到SP队伍的质量、稳定性和可持续发展性,关系到整个SP项目的运行和发展。因此在组建SP管理队伍时,要注意选择个人执行力强的人员,同时要注意培养协作精神、提高执行人员队伍的团队执行力。

图2-1是以目前复旦大学上海医学院SP项目团队为例:SP项目管理小组,由教学院长任组长,教务部为管理机构;有相关培训经验的教授担任顾问和督导,共24人;由各

学科系具有丰富临床教学经验的中青年骨干教师组成培训师队伍（含 SP 培训师和教师团队），共 20 人；同时配备教学管理人员（人、物资和资金的管理）负责 SP 招募、培训、考核、应用；SP 联络员 4 人，辅以后勤保障人员若干人，形成完善的组织管理体系。

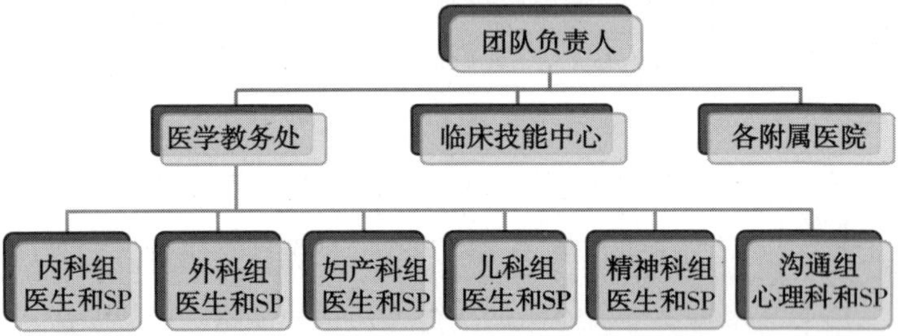

图 2–1　复旦大学上海医学院 SP 项目团队架构

在这一要素中，除了细化各职能，还需要有项目团队人员组成的合理配置。内、外、妇儿、精神科培训师的数量要根据 SP 的多少进行合理配置。人员过少不利于对 SP 进行有效的培训和管理，人员过多则存在资源浪费。根据目前实践的经验表明，5 ~ 6 位 SP 配置 1 位培训师和管理人员是比较合理的。

二、被管理人员

被管理人员由以下几部分组成：SP 培训师、考务协调人员、SP 和考生。

（一）如何管理标准化病人培训师

标准化病人培训师是负责把可能没有医学背景的标准化

病人受训者培养成能胜任临床教学、考核工作的标准化病人的教师,其培训内容包括医学基础知识、表演基本技巧和反馈技巧。SP 培训师理论上应当是复合型人才,兼具医学、教育学、表演学等基本知识和技能,才能胜任以上培训任务。事实上,SP 培训师往往是一个团队,例如:外聘的具有表演教学经验的校外表演专业人员对 SP 进行表演能力培训,校内具有医学知识和医疗经验的专科医生来负责对 SP 进行基本医学专业知识和根据角色决定的专科医学知识的培训,他们拥有跨领域的医学知识和丰富的临床经验,能够对 SP 在表演过程中可能遇到的预期和非预期的与医学相关的问题做更好地指导。SP 培训师的工作任务还包括按照要求撰写、审核、修订病例以及相应脚本。

SP 培训师可以是固定的团队成员,也可以是外聘人员,无论哪一种均需要熟悉 SP 的培训要求,例如:SP 表演培训和表演专业对演员的培养是有所区别的,需要表演真实但是不夸张,最重要的是要求多次表演的一致性和标准性,不能随意发挥。

对 SP 培训师的管理,除了定期接收所下达的任务汇报之外,还需组织参加相关学习,集体备课或组织学习班,不断在实践中总结发现问题,通过学习观摩其他团队的工作,取长补短。对 SP 培训师更应该定期进行团队建设,增加凝聚力,激发并保持对这项工作的热情。

(二)如何管理考务协调人员

考务协调人员是 SP 考试过程中必不可少的核心人员,负责考试过程包括考前、考试当天和考试后各种后勤保障工作，包括人、财、物的协调，决定了考试能否顺利进行。所以对考务协调人员进行培训和管理十分重要。

1. 考前协调

通过召开考前考务工作会议等形式，落实考前各项准备工作。如在考前召集相关部门，传达考试具体时间、场地安排、SP 考站的设置（包括考站数以及长站、短站配比数）、SP 人数、考试流程、考生轮转顺序、评分者、成绩统计方法和反馈方法等，并由专人做好会议记录，便于资料整理与汇总。同时布置下一阶段的主要工作任务，如 SP 培训师对学生进行考前培训并对 SP 进行预热性培训；SP 联络员负责联络 SP，对每天所需各病种的 SP 进行协调安排；协调员负责整个考试的场地安排、考站设置、考试流程、评分表的打印整理等；考务人员要制订好应急工作预案，周密安排和布置好每个环节。

2. 考试当天协调

在考试当天需要协调相关部门和人员，检查考试场地、操作模具与耗材准备；再次明确考试当天考务、工作人员的工作职责和任务；完成考试相关后勤服务，如引导学生和 SP、考试计时、饮水和食品准备等；监督检查各方是否严格遵守考务管理工作的要求，认真细致、一丝不苟地做好考务管理的规定动作，譬如关闭手机、领取考试材料等。

3. 考后协调

组织人员完成评分表输入与核对、数据统计、考生成绩反馈、问卷反馈；完成 SP 相关财务工作，如酬金发放；召开总结会议等。

对负责上述工作的考务人员定期进行培训，特别是加强考前的培训，保障SP考试工作的顺利进行。

（三）如何管理标准化病人

标准化病人管理分为日常管理和考试管理。日常管理包括：SP招募、定期培训、强化和考核。考试管理包括遵守考试规定，比如遵守时间纪律、考场规则、考题保密规定等。SP培训和管理的质量直接关系到使用SP的教学和考试的质量，对SP的管理需要注意以下事项：

1. 招募过程中应注意确认动机

招募对医学教学工作有热情、愿意奉献、时间可配合、同意接受相应制度管理的人员。

2. 明确告知需遵守的相关规章制度

目前中国的SP均为社会人，多数以志愿者形式参加SP工作，院校和SP之间一般没有劳资关系或隶属关系。因此应该制定一系列完整的规章制度，包括参加培训或考核的时间纪律、保密要求等，都应在SP招募之初提出明确要求。

3. 建立和完善SP档案

施行定期考核制度，通过不断反馈来提升SP水平。

4. 合理制订SP参加培训或考核的工作计划

5. 注意对SP的人文关怀和交流沟通

安排具体人员负责SP的日常联络和沟通，了解SP对教学或考试的意见和想法，及时进行解释或改进；关心SP的生活和心理变化，条件允许时帮助SP解决困难和及时进行心理疏导。

（四）如何管理考生

考生管理也可分为日常管理和考试管理。主要由医学院校教育主管部门负责。在日常教学中要教育学生尊重SP，视SP为师，制定并要求学生遵守相关规定，如在查体或其他操作前，当着SP的面戴手套、口罩、帽子，使SP确认操作的卫生性；对SP的教学反馈要虚心接受，持不同意见时不与SP争辩，可以向带教老师请教等。

在考试过程中，除要求考生遵守常规考试需要遵守的考试纪律外，还应该包括对SP的尊重和不伤害原则，不能做对SP有伤害的操作，不与SP进行与考试无关的交流或探听SP的身份或隐私等。

第三节 “财”的管理

标准化病人项目各阶段有哪些资金支出？

如何做好财务预算与控制？

如何做好财务管理的过程控制与监督？

一、财务预算与控制

标准化病人项目资金管理的目标就是能保障项目的正常运行和可持续发展，基本原则是要做到专款专用和资金的合理合法配置。

在 SP 项目中资金主要用于三个阶段的支出：培训阶段（包括针对培训师团队的师资培训、SP 的招募、培训与考核）、考试阶段（包括考前准备如考前人员培训，场地、器械、设备准备；考试当天费用如考务人员、志愿者、SP 等人员费用，后勤保障费用等；考试后如考试成绩录入、分析等所产生的费用）、维护阶段（平台维护、人员维护、日常管理）（表 2-1）。

表 2-1 标准化病人项目中三个阶段的主要资金支出

阶段	支出		
培训阶段	师资培训	SP 招募、培训、考核	
考试阶段	考前准备	考试当天	考试后
维护阶段	平台维护	人员维护	日常管理

财务控制和财务预算有着密切联系，预算是控制的重要依据，控制是执行预算的手段，它们组成了财务管理循环：

1. 制订财务决策

针对 SP 项目管理中涉及的各种财务问题制订行动方案，也就是制订项目计划。

2. 制订预算和标准

针对计划期的各项活动，拟定用具体数字表示的计划和标准，也就是制订期间计划。

3. 记录实际数据

对 SP 管理项目各阶段、各方面工作实际的资金使用进行记录，此项通常是会计的职责。

4. 预测

根据项目实施过程中资金的实际支出情况和新出现的项目资金需求，对下一阶段的资金状况进行重新预测和规划，为下一步决策提供依据。

以某年培训阶段的 SP 招募、培训、考核为例来解释如何编制可执行的预算（表 2–2）。

表 2–2　某年标准化病人招募培训考核预算表

SP 招募		SP 集体培训		SP 分科培训		SP 考核	
工作人员费用	____元	交通补贴	____元	交通补贴	____元	交通补贴	____元
餐饮杂费	____元	培训师劳务	____元	培训师劳务	____元	考核教师劳务	____元
通讯费	____元	餐饮杂费	____元	餐饮杂费	____元	餐饮杂费	____元
广告费用	____元	SP 补贴	____元	SP 补贴	____元	SP 补贴	____元
小计	____元	小计	____元	小计	____元	小计	____元
合计	__________元						

二、财务监督

财务监督的目的非常明确，就是督促整个项目的资金活动合乎程序要求，促进各项财务活动的规范化管理。它是整个 SP 项目财务管理工作的重要组成部分，对规范财务活动，严格财务制度，保证收支预算的实现具有重要意义。财务监督主要包括以下两方面：

1. 预算编制监督

预算编制是否符合所在医学院校有关方针、政策和财务制度的规定，是否符合上级下达的要求；是否贯彻了勤俭节约的方针；预算编制的计算依据是否可靠；内容是否完整，说明是否清楚，以及财政资金是否按规定的程序报批等。

2. 预算执行监督

监督内容包括预算执行的进度（是否按计划进行）；支出预算是否得到确实执行，有无乱支滥用情况，专款是否专用，有无各项资金相互挪用情况；有无违反预算执行规定；预算执行过程中发生的追加追减事项是否符合所在医学院校有关规定；预算执行情况是否按规定进行分析，对发现的问题是否及时进行处理等。

第四节 “物”的管理

有哪些物资需要管理？
如何使用清单式管理方式？

一、系统化的物资管理

整个SP项目中涉及的各种物资都需要进行系统化的管理。以组织一场考试为例。需要的物资包括：考试教室、学生候考室、SP 休息室、考官休息室；操作考试器材及耗材；门贴、评分表、准考证；计时器、电脑；茶水、点心等。SP 培训需要的相关物资则包括：培训场地、多媒体视频、SP 脚本资料或培训材料、SP 化妆工具、体检模拟人、茶水和点心等。

在物资管理这一环节中，培训和考试过程中充足的物资供应是保障，不论是考试用耗材，如一次性口罩、手套、消毒液等，还是茶水、点心、办公用品等都涉及采购、保管、供应、补给等环节，需要全面顾及。

二、清单式管理

对于物资管理，建议使用清单式管理的方法。所谓清单式管理，是指针对整个项目中所涉及的物资，按使用的不同场合或时机进行分类，建立物资台账，并对具体物品要求进行细化、量化，形成清单，列出清晰明细的物资内容或补给要点，并按清单执行监督检查。清单式管理能够方便快捷地反映出物资动态化的痕迹，能追溯到整个物资使用过程的来龙去脉（表 2–3）。

表 2–3 标准化病人项目物资管理明细表

物资清单：适用情况——SP 考试						
物资名称		目前库存	预计消耗量	实际消耗量	补给量	剩余量
教室准备						
操作器材	1.…					
	2.…					
	……					

续表

物资名称		目前库存	预计消耗量	实际消耗量	补给量	剩余量
操作耗材	1.…					
	2.…					
	……					
门贴						
评分表						
准考证						
考官证						
考务人员证件						
计时器						
电脑						
茶水						
点心						
化妆工具						
模拟人						
脚本资料						
……						

填表日期：　　　　填表人：

第五节 “信息”的管理

有哪些信息需要管理?
如何建立有效的信息库?

一、需要管理的信息

“信息”的管理主要包括SP管理中所需要应用的各种信息,包括各种管理制度(考试制度、培训制度、考核制度、招募制度以及财务管理制度等),各种标准操作流程(招募标准流程、培训标准流程、考试标准流程等)以及培训师和SP档案的建立与管理与方法等。

这些管理制度和标准流程的建立,有利于系统化、规范化、有效率地进行管理。其最大的优点在于,任何相关人员接任管理岗位后,根据这些制度和操作流程,都可以在短时间内有效地开展相关工作。

二、建立有效的信息库

“信息”应由专人管理,要详细完整地对“信息”进行登记,并及时更新和备份。SP的信息管理是尤为重要的环节,对于考核合格的SP建立档案并详细登记,包括姓名、年龄、职业、联系方式、培训经历等信息,妥善保存SP的档案,建立SP

库。同样方法，建立 SP 项目专家、培训师、使用教师、工作人员及学生或考生信息库。

以 SP 为例，信息管理的原则和信息管理的方式有：

1. 保密原则

对 SP 信息和个人隐私严格保密，不随便外传。

2. 实时更新

准确掌握 SP 接受培训和考核的情况以及参与教学课时和参加考试的情况，并定期收集教师和学生对 SP 的意见，记录反馈情况等。

3. 采用多样有效的方式

随着通信信息技术的发展，从最早的纸质文档到现在的电子文档，从电话、短信联系到现在微信群、QQ 群的建立，SP 的管理沟通越来越便捷高效。

第六节 “环境”与“时间”的管理

有哪些“环境”需要管理？如何做好环境管理？

管理者如何做好自身的时间管理？如何做好 SP 固定时间和自由时间的管理？

一、需要管理的“环境”

“环境”是指 SP 项目实施过程中需要的各种场所：包括招募、培训、考试、联谊所需场所，物资资料档案等存放的场所等。

如何做好环境管理：指定专人进行管理与维护，对这些场所要做到有计划的定期维护及管理。另外，一旦场地不能如期使用，需要提前有备用的方案。包括考试场地、教学场地和考站设置。

二、做好自身的时间管理

时间管理的含义并非意味着去管理时间，而是在面对时间流动的过程中如何进行自我管理，也就是如何更加科学地分配时间，成为时间的主人，从而提高工作效率，达到提高管理效能的目的。

目前很多医学院校，负责SP项目管理的工作人员往往并不仅仅负责这一项工作。例如，教务部门的工作人员除了负责SP的招募、培训和管理，还同时负责院校的本科教学，甚至科研等多项工作任务。那么，如何应用科学的方法和一定的策略，对有限的时间进行有效的管理，就显得尤为重要。

时间管理可以根据事件的紧急性和重要性的程度，分为四个象限：第一象限是紧急并且重要的事情，第二象限是不紧急但是重要的事情，第三象限是紧急但不重要的事情，第四象限是既不紧急也不重要的事情。其中，第一象限的事情是必须要做的，第四象限的事情是没有必要做的，但对第二、三象限的处理才是时间管理的关键所在。

负责SP项目管理的工作人员，其日常工作大致可分为项目活动类、教学类、考试类和行政管理类。项目活动类包括

SP的招募、培训、联系、考核、酬金发放等；教学类包括组织编写SP脚本、教案、组织教师集体备课、安排SP上课、集体教研活动、课后反馈、写作等；考试类包括试题编写、评分标准制定、SP考前培训、考务组织与实施、考后成绩管理等；行政类包括SP例会及会前准备、SP谈话、教师沟通会议以及参加学校的各种行政会议等。如果让SP管理者将以上各项工作填入时间管理的四个象限中，相信答案会不同。其实质原因就在于管理者的价值观不同，导致各项工作在每个人内心中的分量也有所不同。在时间管理中，应当避免将大量时间投入到第三象限，即紧急而不重要的事情，时间分配应当向重要不紧急的事情倾斜。要学会剥去“紧急事件”表面很重要的外衣，认清其本质，果断进行取舍，争取更多的时间对第二象限“重要但不紧急”的事情进行投资。例如，在SP项目的管理中，由于大量琐碎的事务性工作占据了管理人员的时间，让他们觉得没有时间思考、充电，从管理者的自身成长来讲，自我反思、学习充电非常重要，是一定要投入时间来做的，这样才能实现SP项目的长远目标，个人也能更好地追求自己人生的价值，并从中获得成就感和幸福感。

三、做好固定时间和自由时间的管理

从管理人员的角度来看，SP管理所需要的时间包括固定时间和自由时间等。固定时间包括每年相对固定的考试时间、定期培训时间和联谊活动时间。自由时间是招募、特殊项目培训(如表演培训、相关医学知识培训)的时间等(表2-4)。

表2-4 标准化病人项目工作计划安排

项目	时间	工作内容	备注
固定项目			
SP考试			
SP培训:第一季度			
SP培训:第二季度			
SP培训:第三季度			
SP培训:第四季度			
考前SP培训			
联谊活动			
自由时间			
招募			
特殊培训			

如何做好固定时间和自由时间的管理呢?一是做好计划,每个阶段都有工作计划表和相应的时间安排,提前公布,让参与的人员能够提早进行时间的安排。例如每年的联谊活动,可以提前数月安排好,减少多次沟通和协调SP团队成员所花费的时间。二是利用现代信息化的办公手段,如微信、邮件等方式减少SP管理中的事务性工作,或免去一些不必要的会议,相关管理人员可直接将会议内容以邮件或其他形式发送到每个SP或授课教师,让他们及时处理即可。三是管理人员要树立授权意识,善于利用团队内其他成员的力量,如委托

SP 培训师完成 SP 授课情况的反馈等，也可以引导 SP 进行自我团队管理，将 SP 队伍分为几个小组，每组设立小组长，小组长负责协调组员参与日常教学、课后交流等工作。SP 队伍是一支相对松散的教学队伍，培养其加强自身团队管理能力有利于增进 SP 之间的交流，增强 SP 队伍的凝聚力，有利于 SP 的团队建设。

时间管理需要综合上述各要素，再运用管理的手段将其紧密结合起来，最后达到管理 SP 项目的目标。

第三章

标准化病人管理的手段

标准化病人项目管理涉及该项目的方方面面，如机构设置、制度建设、师资管理、SP管理及相关教学和考试管理等。其中SP管理是SP项目管理最重要的部分，是SP项目管理的核心，也是本章主要探讨的内容。在SP管理过程中，通过与SP进行有效沟通，对其工作效果进行激励，对SP的行为进行一定的约束，采用多种方式提高SP在表演和反馈等工作方面的知识和技能，有计划地进行团队建设，可以促使SP在医学教学和考核过程中发挥最大的效能。

第一节　沟　　通

沟通在SP管理中的重要性。

哪些情况下需要与SP沟通？如何实现有效沟通？

与SP沟通中可能遇到哪些障碍？如何解决？

沟通后是否要及时达成协议并共同实施？

由于医患关系的紧张，对医生的要求越来越高。不仅要求医生临床能力、操作水平的高标准，还要求医生必须具备良好的医患沟通能力和良好的精神面貌。医学生的培养过程中也非常重视医学人文素养的培养，包括病史采集时的语气、表情和动作，体格检查时的动作以及人文关怀等。通过SP的应用，能够很好地培养和考查学生临床思维能力、问诊态度、言行谈吐及临床问诊技巧等，从而对考生进行综合评估。与此同时，SP还能根据考生的表现给出自己的反馈，老师也能通过观察及时纠正学生的不规范操作并给出自己的建议，这样就能很好地提升医学生的综合能力。为了达到该目标，沟通应该贯穿在整个SP的应用过程中，尤其SP管理工作中。从SP的招聘、培训、考核、录用到实际应用，管理人员、教师均须经常跟SP进行沟通，对SP进行人文关怀，逐渐使他们认识到自己工作的意义，并对教学过程中充当教师的角色正确定位，从而克服心理障碍，自觉学习业务，不断提升教学及考核水平。

一、需要与标准化病人进行沟通的情况

在医学临床教学和考核中，SP活跃在教学第一线，直接帮助医学生学习临床基本技能和医患沟通技巧。在SP应用之初，可能出现下列问题，都需要有针对性地进行沟通。

1. SP对自己工作产生质疑

只有清楚认识到SP存在的意义，才有可能成为具有良好专业素质的SP。在参与SP工作的初级阶段，有些SP对自己

工作性质存疑,认为自己就是教学模特,任由学生查来查去,满腹委屈。虽然现在多元文化发展,社会观念不断进步,但仍有部分人难以接受SP这一新工作和独特的身份。一方面是因为我国文化传统,难以接受在陌生人面前暴露身体,另一方面也难以接受将人作为教学工具。这些观念的存在严重影响了SP的参与积极性和社会认可度,直接影响了SP对自己工作的接受和认可程度,从而影响该工作的健康持续发展。为减少这种现象,一定要跟SP及时沟通,及时了解其思想动态和心理变化,帮助SP尽快改变不良观念,提高SP对该项工作的正确认识。同时要求受训的学生尊重SP付出的劳动,以感恩的心态对待授课的SP,使SP体会到自己工作的价值所在。

2. SP缺乏责任心

加强SP的责任意识是保证教学和考核成功的前提。虽然经过严格的筛选和培训,在SP应用过程中,也会出现有个别SP责任心不强的情况,甚至到上课时还不知教学内容是什么。例如:在病史采集SP训练课时,按照课程安排应该是咳嗽的病例,上课时该SP没有做好准备,用头痛的案例来回答学生,误导学生,造成特别不好的后果。还有的SP在模拟问诊时,对病历内容理解不深,回答前后矛盾,学生很困惑。例如:腹痛病例病史中的腹痛规律是常出现餐后疼痛,有个别SP回答前后矛盾,前面说吃饭后疼痛,后面又回答学生说饭前疼痛。出现这种情况一定要及时跟SP做好沟通工作,寻找原因,讲解病例内容的要求及意义,如果随便回答,前后矛盾,学生不仅学不到知识,还会误导学生,如果该情况发生在考核过程中性质会更加严重。应让SP认识到事情的严重性,更加深刻地理解SP工作对学生学习的意义。

还有一种情况，SP认真背诵病历，但在病史采集训练和考核中，SP将病历内容不假思索地一口气背诵而出。例如：学生才问到“您哪里不舒服呀？”，该病人就把整个现病史都背诵出来。这样的模拟病人的效果就很差，对学生的反馈、指导作用将减弱。这种情况一定要跟SP及时沟通，让SP理解作为病人的逼真性对学生学习和考核的意义，告诉SP真正的病人不是这样一口气背诵出来，而是把握该病例的角色特点进行真实模拟。此时，与SP的沟通中需要重申培训的重点内容，即SP的扮演应“逼真”，谨遵“剧本”，有问必答，答切所问；在考试过程中，SP的扮演还应具有“标准性”和“可重复性”，即对每一个考生提供的信息和呈现的表情、动作都一样。

个别SP在工作了较长一段时间后，对医学知识和专业术语有所了解，偶尔会忘记自己在扮演一个缺乏医学常识的病人。例如，问诊时回答特别专业的名词，如里急后重、咯血、盗汗、膀胱刺激征等。出现这种情况也要及时跟SP沟通，让其认识到不能使用医学术语的原因。

二、如何与标准化病人进行有效的沟通

一般而言，有效沟通包含以下步骤：策划、事前准备、根据沟通目的确定恰当的沟通方式，准确阐述自己的观点，恰当处理对方的异议，克服沟通中的障碍，与对方及时达成协议。比如对于准备参加工作而进行咨询的准SP和已经参加SP工作的人员，其沟通前的策划与准备完全不同。与准SP沟通前应

该进行充足的前期准备，包括对SP工作内容、方式和工作的重要意义的介绍，思考对方可能存在的顾虑和疑虑以及如何消除这些顾虑和疑虑等。前期电话沟通达成一定协议后要适时安排面对面沟通，从而进一步观察对方是否适合并愿意参加工作，并及时形成书面沟通协议。对于已经参加SP工作的人员，如果要对其进一步说明规则并期望其改进工作，沟通方式就应该选择面谈的形式，前期准备要包括对规则的全面掌握以及对对方的客观评价，沟通过程中应该注意表述全面、客观、准确，对对方不清楚的地方及时予以解答，明确提出需要对方改进的地方。

要进行有效的沟通，“善于倾听”尤为重要。首先要在心理上做好倾听地准备，要带着一定目的去倾听；在倾听的过程中适应对方谈话风格，积极配合对方，理解对方所要传达的信息并适当反馈。学会倾听过程中的非语言表达，如保持目光交流、适当的面部表情或身体姿势等。

由于SP来源于社会不同阶层，文化程度参差不齐，家庭背景也有差异，可能个别人有自卑心理，这就要求在与他们沟通时充分表达尊重与关爱，肯定其在教学活动和考核中的价值，帮助SP形成正确的价值观。

三、与标准化病人沟通中可能的障碍及如何克服

与SP沟通的过程中也可能会出现一些障碍，这些障碍应通过沟通及时解决。有效沟通既可以提高SP的工作能力，又及时解除SP的顾虑，提高工作效能。

1. 通过沟通解决 SP 对工作内容不理解的问题

由于多数 SP 没有医学背景,对部分病例理解不透,在教学和考核中表现出胜任力不足。这就要求 SP 培训师于课前和课后与每个 SP 就教学内容或考核要求进行充分沟通。以教学为例,这种沟通可以深入到学生的检查手法、部位、顺序等每个细节,也可以是病史采集可能问及的每一个问题以及如何作答,这些都应在沟通中解决,杜绝 SP 糊涂应付、敷衍了事等情况的发生。有些 SP 在教学中呈现出被动与消极的一面,表现为对于教学要求一知半解,或不愿深入了解;有些则始终未能真正确立明确的教师意识,这种教师身份认同的欠缺往往使他们觉得只要扮演好病人就可以了,对于教师职责则敷衍了事,从而影响 SP 教学模式的教学效果。例如,体格检查教学时,SP 以为自己只要躺在病床上等待学生检查即可,所以当学生需要反馈手法是否正确,检查部位是否准确等问题时,他们往往无法回答,因而制约了体格检查教学质量的提升。可以通过 SP"教师身份"认同的确立,鼓励他们积极扮演病人,并在学生练习完毕后认真给予反馈,同时也以教师身份对学生适当加以指导。如涉及考核,则应当强调表演的一致性、稳定性,强调避免提示和暗示等。如需要 SP 评分,还应该强调评分原则和客观性。SP 在教学活动和考核中的角色转换和不同要求,更需要充分而有效地沟通。

2. 通过沟通应对 SP 提出的待遇的问题

经费问题是多数高等医学院校 SP 工作难以大规模发展和推进的直接制约因素。充足的经费才能够保证 SP 工作稳定有序开展。SP 项目管理层的足够重视则是保障项目发展的重要前提。例如要保证SP工作经费列入预算和正常下拨，需要各方面对SP工作有充分的了解，科学认识SP在医学教育工作中的重要性及未来的前景。同时通过及时、积极的沟通，促使SP认识到其工作的重要意义和公益性质，并认真分析、妥善解决SP提出的现实问题，或提出可行的方案与SP达成一致意见。

3. 通过沟通应对SP提出的改善工作环境问题

由于SP在接受医学生体格检查时只能穿着少量衣物，甚至需要暴露身体某些部位，故应落实必要的保温和隐私保护措施。应及时通过改善工作和课堂环境，保证SP的基本需求，如夏天有空调，冬天有供暖设备等。专门设置男女SP更衣室、休息室，并配置衣柜、沙发、饮水壶等设备。通过沟通，及时了解SP的需求，力所能及地解决实际问题，以示对SP工作的认可和尊重。

4. 通过沟通解决SP提出的工作时间问题

教学工作过程中，管理者除了要求SP有良好的职业态度，尽职尽责外，还要考虑SP长时间连续工作带来的疲劳问题。在教学过程中，尤其在OSCE中，每个SP每天可能要接受几十位学生的问诊与体格检查，难免会造成SP的疲劳与厌倦，难以保持恒定而饱满的工作状态，从而影响其对学生评价的客观一致性。我们应该合理安排其工作时间，防止过度疲劳。在工作过程中，特别是考核过程中，应多了解SP的出现疲劳的时间阈值。参加考核的SP一般不要安排连续工作超过8小时，尽可能每4小时左右更换不同SP。不让SP疲劳工作，既是为了保证考核成绩的有效性，也体现了对SP的人文关怀。

SP提出的上述问题，如果短时间内尚难以解决，也需要认真查找问题的原因，与有关机构或者组织内部的其他部门进行沟通，探讨未来可能的解决办法，并及时将进展情况反馈给 SP，耐心细致地解释。

四、与标准化病人沟通后及时达成协议并共同实施

1. SP 应用在教学方面

以教研室→SP 管理人员→SP 的方式安排教学，准确掌握 SP 的教学课时，定期收集 SP 对教师和学生的意见。由于 SP 辅助教学的特殊性，安排授课时必须考虑到 SP 和学生的合理人数比，才能充分保证教学效果。而有些院校因为对各专业、各年级、各课程缺乏有效的综合协调，导致在教学环节的衔接以及 SP 的应用效益等方面都出现过不尽如人意现象。如因为 SP 轮班，导致考核时病例容易重复等问题。应及时与 SP 沟通，多倾听 SP 对教学安排的建议，随时改进存在的问题，与 SP 及时达成一致，并要求 SP 严格执行。

2. SP 应用在考核方面

如何确保 SP 在考核中对考生所作评价的准确性和公平性是首要考虑的问题。考试中所采用的评分标准应非常细致规范，需要 SP 深入理解、记忆并反复练习以确保评估结果准确。SP 对考生进行评价的过程中需要细致与责任心，可以通过 SP 的教师身份认同，确保他们用严肃认真的态度进行评价，从而确保评价的客观、准确、公正。

3. 在加强培训方面

应密切观察 SP 的教学情况及考核情况，对每一位 SP 制订

个体化教学方案，有针对性地加强培训工作，并将SP参与教师集体备课作为一种培训模式，参加教研室涉及SP教学及考核相关内容的集体备课；听取SP从自身的角度对教学和考核的一些想法和建议，也是让SP融入教学集体的有效方法之一。让他们感觉自己就是教师队伍中的一员，从而逐渐对自己教师角色产生认同感、归属感，进而产生教师的责任感，产生自觉学习的动力。

第二节 激 励

如何采用同伴教育、展示平台、情感培训和批评的手段对SP进行激励？

如何培育具有激励性的组织氛围？

激励是激发和鼓励两词的结合，是指激发人的行为，鼓励满足人的需要的心理过程。有效的激励可以调动SP工作的积极性、主动性和创造性，激发其工作热情，使得SP的工作动机更加强烈，不断激起他们自我超越和自我实现的愿望，并将潜在的巨大的内驱力释放出来，为实现SP项目管理的远期目标不断努力，奉献自己的热情。

一、激励是一门艺术

一个好的思路和想法是否能够实现，除了沟通外，还要通过管理者的激励艺术来促进。深谙激励艺术的项目领导者能在率领SP项目团队实现目标的过程中不断鼓舞他们,给予前进的动力,激发他们的工作热情和创造精神。激励要发挥其作用,就需要融入管理机制中,将激励活动或人的激励行为通过制度固定下来。一是创造一个鼓励创新精神的宽松环境,以及思想活跃和倡导自由探索的氛围。二是建立正确的评价和激励机制,奖励有突出业绩的创新者,例如采用同伴教育和提供SP展示平台对SP进行激励管理。三是要求SP不断学习以更新知识,引导他们面对现实去研究如何更好地发挥SP在医学教育中的作用。使每一位SP都能热心医学教育,服从教学安排;认真负责,有奉献精神;为人师表,尽力服务学生;完全融入角色之中,全身心地投入。

应当注意的是,采取激励措施应当是在完成本职工作的基础上进行的。

二、同伴教育的激励作用

同伴教育是指具有相同年龄、性别、生活环境和经历、文化和社会地位或由于某些原因使其具有共同语言的人在一起分享信息、观念或行为技能的教育形式。在SP团队项目启动后,可分批招募和培训SP志愿者,并在日常管理与后续新招募培训SP志愿者中,引入经验丰富或资历深的SP开展同伴教育。这些经验丰富的资深SP不仅能以过来人的身份讲解从事SP工作的心路历程,分享工作中的经验与感受,同时能为新招聘的SP解答各种常见的问题和困惑,迅速提升新招聘SP的水平,让新的SP更快地融入教学和考核活动中。让经验丰富或资深的SP志愿者开展同伴教育是SP团队管理的重要方法,也是SP团队培训的重要组成部分。

三、标准化病人展示平台——赞美的力量

在激励SP方面,还可以通过提供SP展示平台,鼓励SP给学生进行知识反馈,教师在带教过程中多使用赞美的语言,鼓励SP对学生的病史采集和体格检查的感受进行反馈指导。

1. 鼓励SP指导学生,提供反馈平台

由于SP并非专业教师,上课时难免会紧张、胆怯,不敢主动对学生指导,需要带教老师的鼓励支持。如上课时带教老师会主动说,请某老师给学生们讲解一下。以腋窝淋巴结检查为例,学生手法轻重、是否真正触及检查部位,只有SP老师最清楚,而带教老师也无法感知。这种课堂的反馈指导,不仅增加了学生及SP自身对SP教师角色的认可,也从另一方面增加了SP自身学习的压力,激发了SP的教学热情。

2. 鼓励SP总结教学经验,撰写论文

给SP提供一个展示自己工作成果的平台,为了让有经验的资深SP增加成就感,鼓励有能力的SP撰写教学研究论文,并让其参加医学教育学术会议,增加其职业自豪感。2008年,汕头大学医学院一位SP书写的论文在全国诊断学会议上进行交流;2014年,该院有一位SP撰写了关于做SP体会的英文文章。

3. 提供SP更多的教学展示平台和机会

专业素质较高的SP可以部分替代专业课教师的工作,减

少教师在临床技能教学上花费的时间精力，而着重于其他专业课程的教授。在 OSCE 中，经过良好培训的 SP 可以独立承担问诊查体等站的考核任务，在减少教师人数、减轻教师工作量的同时，也能很好地保证考核的可靠性和有效性，同时也能够给 SP 提供更多的展示平台和机会，有利于 SP 能力水平的提高。

四、情感激励

教学管理者应多与 SP 进行沟通，及时了解 SP 对所学知识、技能的掌握情况，通过管理者、教师、学生、SP 之间的交流，从情感上进行交换沟通，同时了解他们对教学的意见和想法，互相交换意见，并及时地进行技术引导、理论解释或教学改进，学院领导应多关心 SP 的生活，了解他们的困难，并力所能及地帮助解决，以确保 SP 团队的稳定性，保证教学工作的质量。

1. 通过教学安排体现对 SP 的关怀

目前，SP 教学的应用涵盖诊断学教学、期中考核、毕业考试及住院医师规范化培训等方面。由于 SP 自身素质不一，应按照性别、年龄、学历程度和个人特点等进行管理，分配不同的教学或考试任务。如在体格检查中，男性 SP 更利于心脏叩诊，可适当侧重安排；在医患沟通的训练中，可编写各种个性的病人剧本，根据 SP 的个性特征安排病例。在工作中应充分发挥 SP 个人特点，让其体验到成就感和价值感。

2. 通过 SP 管理部门进行情感管理

SP 管理部门要充分考虑到 SP 的工作量和报酬分配。SP 中有在职的、兼职的、已退休的人员，因他们的工作时间不同，教学工作的安排也应考虑到SP个人时间来分配工作。通过跟SP进行意见交换,了解SP对知识、技能的掌握情况,根据需求进行人员分类,并适当表现在工作报酬中,以鼓励SP的工作积极性。

SP项目管理团队及其他老师应当充分认识SP工作在医学人才培养中的积极意义,积极主动地投入这项工作,思考其中的规律。同时应当始终贯彻"以人为本"的观念,充分尊重SP的基本尊严和工作休息权利,充分保障SP的合法权益。SP管理人员要通过做好深入细致的职业教育和思想交流,逐步改变个别SP存在的负面认识。不断强化敬业精神,全身心地投入到医学人才培养中去。

3. 通过教育学生加强对SP的情感激励

教育学生应该正确认识到SP是特殊的"病人"和"教师",在SP身上实践教师讲授的要点和重点,提高技能操作的熟练程度。教育学生充分认识到SP作为"人"的一面,对SP老师要充分地尊重,在实际操作中视SP为真实病人,在学习过程中尊SP为导师,并在训练和考核中提升和实践自己的人文关怀和职业道德,让SP感受到工作价值。

五、通过批评激励标准化病人

激励并不意味着只表扬不批评,但要讲究批评的艺术。在对SP的工作情况进行评价和考核的同时,为了不断改善SP工作的效果和效益,SP项目组或者有关管理部门还应该认真进行SP工作的实际效果调查,以更加清楚地了解前一阶段SP工作的成绩和不足,以便在下一阶段的工作中予以弥补和完善。

个别SP会有一些不良的习惯,常见的有:迟到早退,不能按课时结束,向医学生索要联系方式,不服从值班老师管理等。SP有责任在约定的时间准时到达,若不能前来则应提早告知负责人,并且确定会有其他SP代班。在考试时,SP必须注意时间,应在指定的时间内完成回馈,并且在铃响时结束。对出现错误的SP,可以通过批评或激励的方式帮助SP及时改正。如采取单独谈话,让SP承认错误,讲出出现错误的心理历程,并表态今后如何改正等。应通过教师和学生对SP进行评价,了解SP的评价结果,对评价特别优秀的SP进行奖励,提高酬金,对评价差、经核实确实存在问题的SP进行批评,甚至扣取部分酬金。每一次的评价表都应该作为业务档案妥善保存(也是SP个人的业务档案),以便积累有关历史资料。

六、培育具有激励作用的组织氛围

我国医学院校将SP引入高等医学教育虽然已有20多年历史,但鉴于我国的实际情况,一些高等医学院校SP工作的发展还不尽如人意。想要使SP工作健康、迅速、持续发展,必须营造更有利于这项工作的社会氛围。其中最重要的是观念的转变。观念的转变涉及SP工作的各个环节和与SP工作相关的所有人员,而不同的人员在转变观念方面的具体内容和要求也是不完全一致的。

1. 学校领导层面的思想观念转变

学校领导层要在思想上真正重视SP工作在医学教育中的特殊意义，从各个方面如经费、资源等为SP工作的顺利发展提供有力的保障。学校要从培养高质量医学人才的高度，有意识地对SP进行正面宣传和介绍，让人们更加了解SP，让SP的家人亲友更支持他们的工作，增加SP工作的动力。

2. 促进直接从事SP管理工作人员的思想转变

教学科研人员应当充分认识SP工作在医学人才培养中的积极意义，积极主动地投入这项工作，积极思考其中的规律，主动配合项目组的其他人员做好工作。同时应当始终贯彻“以人为本”的观念，尊重SP人员，保障SP人员的合法权益，并且应以认真负责的工作作风，组织好每一次教研活动。

3. 促进SP的思想转变

要通过深入细致的思想教育和交流，逐步改变在一些SP中存在的“仅仅是为了挣钱”、“SP工作给陌生学生显露局部身体难为情”以及“做SP工作低人一等乃至丢人”等错误的思想观念，要树立“为培养医学人才服务光荣”、“承担SP工作培养出高质量医学人才也是为国家社会做贡献”以及“工作有分工不同但没有贵贱之分”的观念，不断强化敬业精神，全身心地投入到医学人才培养中去。

4. 促进学生的思想转变

一方面，学生应正确认识到SP在教学中的作用就是提供重复模拟不同病种、不同临床情境，可以进行反复练习，增强自身临床技能。因此不必扭捏或不好意思在SP身上进行操作，应充分利用SP实践临床技能学习中教师讲授的要点和重点，提高对操作手法的熟练程度。另一方面，学生必须充分认识到 SP 作为“老师”的一面，尊重他们。在实际操作中充分考虑 SP 作为模拟病人的身份，以对待真实病人的态度对待 SP，在实际操作中培养医学工作者的职业道德。

5. 加强媒体宣传

学校要从培养高质量医学人才的高度，有意识地对 SP 进行正面介绍和宣传，让全社会更加了解 SP，特别是让 SP 的家人和亲友了解、支持他们的工作，增加 SP 工作的动力。例如在教师节前夕，国内部分医学院校通过各大报纸、电视台对 SP 进行正面报道，给 SP 充分提供展示平台，使社会更加认可 SP 的价值。

第三节 约 束

如何通过规章制度、考评和奖惩机制对 SP 进行约束？

如何在日常管理工作中做好对 SP 的监督与指导？

SP 进入中国高等医学院校已有二十几年的时间，有很多高校建立起了适合本校特点的、较完善的 SP项目。如何使 SP 项目得到进一步发展，从学校层面上来说，已经到达一个瓶颈，要突破这个瓶颈，就要改变目前各地 SP 项目各自为政的现状。所有开展 SP 工作的高校教学科研及管理人员协作研究、科学总结，建立一个适用于 SP 项目的行业规范，尽早形成全国统一的SP行业组织、管理和评价标准，从更高的层面对各校SP项目的兴建、实施、管理进行指导和约束。

一、规章制度的制定与落实

SP作为医学教育中由真人进行模拟示范教学的特殊的教学辅助人员，他们的权益应该得到保障。SP的隐私保护与医患间的隐私保护不同，迄今为止仍尚未明确。而SP的劳动保障相关问题，因与其定位相关，也是亟待研究解决的问题。可定期举办SP座谈会，了解SP对自身权利保障的感受，在日后的工作中尽量改进。只有SP的切身利益得到保护，才能使SP没有后顾之忧地投入教学工作，才能使甘于为医学教育事业奉献的人能满怀热情地加入到SP队伍中，为SP队伍的稳定和可持续化发展提供数量足够、水平优良的新生力量。

1. 政府层面的SP工作规范现状

现在国家还没有关于SP这一群体的专门性法律法规和规章制度，也没有国家行业管理机构或团体制定的关于SP工作的行业规范。这种实际情况不利于医学院校教学改革的持续推进，也不利于运用SP进行医学生临床实践技能培养工作的健康发展和在大规模考试中推行。部门性规章在行业领域具有行政法规的效力，制定颁行旨在规范SP工作的部门规章，目的是适应我国SP工作迅速发展的实际需要。这类部门规章不仅仅是规范高等医学院校的SP工作，也适用于整个社会的相应人群。提出适合我国实际需要的中国高等医学院校

SP 工作基本规范等类似的行业标准，供有关医学院校参照执行，同时用于监督、检查和考核各医学院校 SP 工作的规范性，以期不断提高中国高等医学院校 SP 工作管理的科学性和法制化水平，最终达到促进我国医学教育事业发展的目的。

2. 学校制定 SP 工作管理规定

目前拥有 SP 的院校使用的多是由校方具体制定的 SP 工作管理规定。SP 人手一份，应对工作管理规定进行认真学习，严格按照规定开展各项教学活动。其内容一般包括保密规定、工作纪律、SP 个人隐私保护等。如在教学活动中不使用 SP 真实姓名，允许其自命名；SP 之间不互相了解对方家庭情况等。此外，应根据 SP 工作管理规定与 SP 签订协议书并安排工作任务。

3. SP 应用管理基本流程

从目前情况看，使用 SP 的院校多由学校提供一定的经费保障。行政上一般由教学院长主管，教务处负责牵头，临床技能中心、诊断学教研室或住院医师规培基地具体负责实施操作。日常管理中，配备了管理 SP 的专职工作人员，主要负责 SP 的教育培训、集体备课、教学安排、考核安排以及日常管理工作，如配合授课进程的上课下课签名、发放酬金和交通补贴、开展 SP 交流活动等。

4. 建立 SP 档案库

对考核合格的 SP 的个人信息做详细登记，建立并妥善保存 SP 档案，包括照片、姓名、年龄、职业、联系方式、身份证件、学历复印件等。同时建立 SP 工作能力测评和考核档案。

5. 分级管理模式

现在一些院校对SP实行了分级管理，并作为一种考评机制，即根据对SP人员技能考核的结果，将SP分为A、B两级，其中A级为优秀，B级为良好，两级SP在报酬待遇方面有所区别，在教学应用中安排承担的任务也有所区别，以求有效地提高应用SP进行教学和考试的实际效果。

SP管理者忙于一般的事务性管理，经常不能投入更多时间和精力加强SP的差异性管理，而使SP的个人优点、特长不能充分发挥。医学院校在SP管理运行工作中，一方面要求临床教学专家加强实际使用中的辅助点评指导；另一方面，更多地对SP采用分级管理和加强使用点评和指导相结合的方法，来提高应用SP的实际效果。例如：南京医科大学在SP的日常管理中一方面对SP实行分级管理，即根据SP技能考核的结果对SP实行分级管理和在教学应用中区别应用；另一方面则在示范教学、中期考核等公开教学中由临床教学专家进行点评指导，两者结合并在实践中已经取得良好的效果。这种区别化的管理理念和方法可以为其他院校提供参考借鉴。

二、建立考评、奖惩制度

SP的质量控制不仅是培训结束后是否能够上岗，还是完成辅助教学、考核任务的关键，更是贯穿SP项目运行，保证教学考核质量的重点。SP教学中的标准化有两种含义：一是SP是否能够准确且始终如一地以“标准化”方式扮演一个角色；二是SP是否能够可靠一致地以“标准化”方式对学生进行评估。为了达到这一效果，SP项目管理的各个环节都需遵循标准化的原则，将病例剧本编写、SP招募、培训、评估、管理等环节标准化，形成一个SP项目管理的“标准化体系”，以保证SP辅助教学、考核的质量。

如上所述，SP的“标准化”具体表现为：一是其作为问诊、查体对象时，同一病例同一表现。在教学考核时，能够重复表演同一病例，表演重点保持一致，对病例内容、病人的个性、心理状态的重现都能始终如一，不因外界环境或考生不同而发生改变；二是其面对不同学生反应的标准化，即不同学生同一表现。体现在考核中，不因学生总体表现的优劣而影响评分的客观性，以保证考核的公平性。故“标准化”是对SP最基本的要求，只有在充分标准化的基础上，才能完成教学和考核任务，才有SP存在的意义。目前这种标准化是由培训SP的专业教师在不断训练和日常培训中培养、指导、纠正中形成，尚无成文的规范。

经过二十多年引进、学习、实践和探索，我国一些医学院校在SP的管理方面已经形成较为完善的日常事务和质量管理体制，并且在实际应用中收到了明显的效果。但不得不说，现有的SP项目，对SP的管理手段太少，没有很好的奖惩措施，只能靠管理人员的情感维系。对于一些SP存在工作水平参差不齐的情况（如不太配合、工作时心不在焉、因饮酒影响工作等），可以考虑引入SP考核奖惩制度及学生及时反馈评估教学质量的制度，通过反馈提高SP的自觉性和工作能力。

三、日常监督与指导

在SP的日常管理中，对SP的质量控制至关重要。制订针对SP的教师评价表和学生评价表，根据评价及时监督SP的工作情况，及时进行指导。负责管理SP的专职老师应按照教学计划以及考试计划，提前安排好SP准时进场，配合教学及考核工作，采取上、下课签名的形式，准确掌握SP教学课时，并定期收集教师和学生对SP的意见，随时解决存在的问题；及时准确地发放SP交通补贴和酬金；关心SP人员的身心健康问题，落实规定的待遇。对教学过程中存在的问题进行及时监督和指导。

第四节 交 换

与SP交换的主要内容是什么？

如何通过交换提高SP的知识和技能？

SP团队的维系，有一重要手段是情感、知识和技能的交换，主要是培训师对SP的输出。使用SP教学或考核的过程中，管理和执行团队应经常与SP沟通，了解其知识、技能、情感的需求，交换意见，坚持对SP的培训不间断、不放松。

一、知　识

除上岗前进行的全面系统培训外，也可以采用边使用边培训的方法，将 SP 培训渗入到教学的各个环节。相关医学知识、表演和化妆方面的知识对 SP 来说相对陌生但必须掌握。无论病人扮演，还是知识反馈与评估环节，都需要 SP 深入理解相关的教学要求，积极思索在教学过程中有哪些细节需要注意，对于学生实践过程中出现的不同问题深入归纳总结，在反馈与评估环节给予学生有益的指导。

1. 医学基本知识

首先，SP 要定期参加培训课程和教研活动，听取其他教师的教学意见，了解每次授课的教学内容、教学目的、教学计划以及教学方法等。其次，要求 SP 来课堂听课，以全面了解本次授课的重点、难点问题等。再次，每个 SP 还要就自己教学的内容与授课教师在课前和课后进行充分沟通，交换意见，例如体格检查的手法、部位、顺序等细节，或病史采集中学生可能问到的问题，都能在沟通中解决，从而弥补 SP 没有系统医学理论背景，对部分病例理解不透，难以应对的不足。

2. 表演和化妆方面的知识

SP 的工作是“病人”角色的扮演，所以他们必须能表现出真正病人的反应，不但要非常熟悉所扮演的角色，并且还要能演出该病人的表情、声音与动作。如培训 SP 在表演“右下腹固定压痛，反跳痛，肌紧张”时，当学生触诊除右下腹外的其他部位时放松表情，当触诊到右下腹时紧皱双眉、做出痛苦状（表示有压痛），并收缩腹肌（表示有局部肌肉紧张），当学生按压麦氏点的手突然从 SP 腹壁放开时，SP 及时做出相应的痛苦表情（表示有反跳痛）。当阑尾穿孔等情况下出现广泛性腹膜炎时，SP 在触诊的全过程中收紧腹肌（表示有全腹肌紧张）、做出相应的表情，并在学生询问时及时告知其感受，要求表演逼真贴近真实病例。有的医学院校在 SP 上岗前和工作一段时间后，会专门邀请表演学方面的专家来讲解表演、化妆等方面的基本理论和专业知识，这样可以加深 SP 对于所扮演角色的体会，使表演更加逼真，在教学过程中取得更好的效果。

3. 语言方面的知识

工作中要求 SP 必须熟练记忆每一次的病例脚本内容，准确表达台词，做一个能准确扮演脚本要求的“演员”。SP 刚开始往往只能“背诵”病例，到后来会逐渐提高对自己的要求，尽量向“专业演员”靠近，每次扮演能配合生动的语言、合理的表情和动作，熟悉并掌握每个病例以及相关知识。作为 SP 应该把真实的病人生活状态也演好、演活，更深地融入剧本，体现人物该有的生活背景、习惯、性格特点或者情感烦恼等。教学中有时需要英语 SP，英语 SP 毕竟不是以英语为母语的交流者，只是使用英语这一语言工具进行问诊，可能思维习惯、行为、语言习惯与真正的外国人还是有差别的，有时也可能表达得不那么地道。因此，对英语 SP 的能力要求要比普通中文 SP 高，除了熟悉病例，生动丰富的肢体语言、表演技巧、沟通能力和表达能力，还需要有一定英语基础、综合文化素养和理解力，以及较好的记忆力和注意力，并对异国文化有一定的了解和跨文化交流能力。

二、技　　能

SP承担着扮演病人、充当评估者和指导者的三大任务，除了需要掌握相关医学知识外，其基本技能尤其重要。

1. SP必需的基本技能

一位合格的SP需要具备四项基本技能：一是能够表演案例所要求的病人角色；二是够准确而全面地观察医学生的临床行为；三是在接诊结束后能够完整回忆整个问诊或体检过程，并完成评估表格填写工作；四是能够面对面地向医学生进行口头的信息反馈并纠正不足。SP要达到这四种基本能力，必须通过学习培训，学习相关知识和技能，做出模拟病人情感的表达，才能在教学和考核工作过程中完成扮演病人、充当评估者和指导者的三大任务，从而达到提高教学质量的目的。

2. SP的个人素质与观念对技能掌握的影响

由于SP来源于社会招募，虽然经过人员筛选、面试、聘前培训和考核，但依然存在人员素质参差不齐的现象。SP的个人素质主要表现在对医学知识的掌握，对医学教育事业的理解和奉献精神上。SP个人素质的差异往往表现在他们对病例的学习理解和表现能力存在差异，导致对病例掌握程度参差不齐，模拟时细节差异较大，无法达到标准化和均质性，直接影响其辅助教学的效果和临床技能考核的公平性和有效性，也极大地限制了SP作为评估者和指导者的目标效果。因为SP工作性质特殊，有时必须做出一些牺牲，如女性SP

应在体格检查时暴露胸部等，有些SP由于对该项工作的理解和奉献精神不够，存在不配合的情况，也会直接影响教学活动。

第五节　团队文化建设

团队文化建设的重要性。

通过共同的价值观，互相尊重的文化氛围，对团队文化的认同和经常性的组织活动将SP凝聚在一起。

SP队伍是高等医学院校SP工作赖以存在和发展的必不可少的基础。即使学校投入再多的钱和物，但如果没有稳定而具相当水平的SP团队，应用SP培养临床专业学生实践技能仍然是空话一句。因此，加强高等医学院校SP队伍建设是开展应用SP培养学生实践技能最基础最重要的工作。为什么要强调在SP项目管理团队中开展文化建设的必要性呢？首先，团队文化的形成，使得团队中的每个员工不再是松散的个体，而是对SP项目的使命和核心价值有着共同认知的一分子，通过对该项目未来所想达到的理想状态的描述，鼓舞团队成员们全心全意地投入和奉献。其次，通过团队文化建设，将个人价值的自我实现与团队的目标相结合，立足于共同的责任感和使命感，激励SP团队成员热情主动地投入到任务的完成中。

一、确立标准化病人团队共同的价值观

共同的价值观是形成团队精神的核心动力，加强团队的文化建设，首先就是确立SP团队共同的价值观，通过共同的奋斗目标增强SP工作的成就感和使命感，让SP团队的成员对其所做的工作充满热情，让他们喜欢上这份工作，这比任何激励方式都更为有效。

通过各种灵活务实的沟通机制，可使核心价值观达到上下理解一致，从而在团队成员心目中真正形成认同感。例如，在SP管理过程中，通过对医学院和医院院史和文化的宣讲，增加SP的使命感和认同感；同时，应及时向SP反馈他们的教学成果，比如应用SP教学之前和之后学生对知识和技能掌握的差距，加深SP了解自身对医学教育的促进作用，使他们切实体会到自身工作的价值，自豪感油然而生，而团队成员的自豪感，正是他们愿意为这项工作奉献的精神动力。另外，在日常管理中应及时了解SP思想动态、心理变化，及时肯定SP的工作和付出的努力，同时要求受训学生尊重SP付出的劳动，以感恩的心态对待授课的SP，使SP体会到自己工作的价值所在。将团队文化建设与日常SP业务培训相结合，增强SP之间、SP与学生之间、SP与培训教师之间的情感凝聚与交流，从而营造出积极的团队文化，提高工作效率。

二、树立互相尊重的文化氛围

人与人之间互有爱心、互相尊重是关系和谐、融洽的前提和基础。互相尊重的团队成员之间才有可能敞开心扉,实现有效的交流和沟通。SP项目管理的各个角色,包括管理人员、SP教师、SP和学生之间,应树立互相尊重的文化氛围。例如:在教学中,SP与教师的地位平等,并要求教师和学生对SP使用敬语;平时多与SP进行沟通,了解他们对教学的意见和想法,并及时地进行解释或改进。在一个互相尊重的文化氛围下,才能不断释放每一位成员潜在的才能和技巧,让他们深感被尊重和被重视,才能形成坦诚交流的环境,找到最佳的协作方式,为了共同的目标和使命,让大家自觉认同必须担负的责任,并为此共同努力和奉献。

三、定期组织活动增强团队凝聚力

国内SP团队由志愿者兼职组成,组织结构相对松散。良好的组织号召力和凝聚力是SP团队能够正常运作并保障相应教学活动的重要因素。在SP团队日常管理中,通过有意识地定期组织团队活动,例如节假日问候、团拜会、素质拓展活动以及为就诊困难的SP志愿者或其亲属提供力所能及的帮助等,有利于提高SP志愿者们的归属感与主人翁精神。

1. 加强团队建设与日常管理

在SP团队管理中经常会遇到一种现象，即纳入院校SP人才库中的大部分SP志愿者们在定期的能力评估考核中均能达标通过，但在日常使用中个别SP会有一些不良的习惯，常见的包括迟到早退、不服从管理等。因此在SP团队的日常管理中，应注重对SP在日常应用中的表现进行追踪评价，通过日常考评与阶段性考核相结合来综合评价SP的能力与表现。此外在日常培训及应用中，SP的表演能力、评估能力提高的程度也有差异，追踪评价也使医学院校能充分了解SP的特征与擅长，为择优选用SP提供客观依据。

2. 定时开展各种课内及课外活动

定时开展各种课内及课外活动，让SP感受到这个大家庭的温暖。同时在每年的春节、中秋节、教师节等重要节日，给每位SP发放慰问金；在教师节组织活动或发放小礼品，让SP感受到学校对自己的重视和关爱。为了确保应用SP的教学效果，除加强角色扮演及评估培训外，也应着力在教学中营造出有益的氛围，激励SP确立自身的“教师”身份，从而深层次推进教学开展。目前，部分院校在这一方面主要的措施和开展的活动包括：课堂始终注意营造尊重SP的氛围；与SP共同进行各类教学研讨；实行适度的直接与教学相关的奖励机制等。例如，北京协和医院定期组织SP参观或观摩门诊教学、参加社区实践或参加医院一些经典的教学或临床活动，如内科大查房、临床病例讨论（CPC）、青年教师授课比赛等。

第四章

标准化病人项目管理的关键环节

第一节　制定远期目标和分阶段目标

如何制定合理的管理目标？

制定管理目标的步骤？

一、如何制定合理的管理目标

在管理学中，目标是指进行管理活动所要达到的效果和目的。明确的目标既是组织存在的前提，也是组织活动的方向和标准。没有目标的组织，就像是随波逐流的小船，没有了方向。目标具有很强的指导性，既是计划工作的主要内容，也是制订工作计划的依据。

对于一个 SP 项目团队来说，目标是方向性问题，非常重要，一个明确的目标将告诉所有参与 SP 项目的人该往哪里走，包括SP项目的负责人、管理人员、SP培训师、SP以及其他辅助工作人员，让各个岗位上的工作人员明确共同的目的，知道自己在各阶段和各自岗位上该做什么。通过明确的目标，统一参与SP项目管理的各部门、各团队的共识，引导他们朝着同一个方向努力。

SP项目管理应实行以工作为中心的目标导向管理，首要任务是制定清晰、可实现的远期目标和分阶段目标，制定目标时一定要考虑当前形势和远期规划，有明确的宗旨、原则和指导思想。SP项目管理目标的制定应遵循以下几个方面的原则：

1. 挑战性

不要设一些轻而易举就能达到的目标，太容易达到的目标容易使团队失去动力，要给SP项目管理者和SP一定的压力，设定必须要经过努力才能够达到的目标。那么，如何设定既能够达到又具有一定挑战性的目标呢？答案是应尽可能地让SP项目管理团队的全体人员早期参与到目标制定中，这样，既能发扬民主决策精神，群策群力、集思广益，制定切实可行的目标，还有利于早期培养SP项目团队精神，营造和谐进取的SP项目团队文化。建立“共同目标”的过程能促成SP项目团队不断学习，能形成取向一致的“价值观”。全体管理人员深度参与、共同确定的，具有一定挑战性的SP项目管理目标更具有认同性和可执行性。

2. 时效性

无论是制定SP项目管理远期目标还是制定分阶段目标，都一定要有时间期限来管理该目标。例如：到1月底完成50位SP的招聘、培训、考核；在6月1日之前完成30位内科学

SP的体格检查培训；在12月1日前完成SP培训教材的编写等阶段性目标。具有时效性的目标使SP项目的管理者、执行者和评估者都明确到底在什么时间界限应完成什么目标，这样既有利于项目的考核与评估，又可以有效避免“拖延症”，对目标的坚持才变得更有力量。

3. 可量化性

SP项目管理的目标必须能够具体描述，才有可操作性。例如“7月1日前培训20位内科学病史采集SP”就是一个具体的SP项目管理目标。不具体的目标，比如“时刻注意SP的需求并很好地为他们服务”或“使SP流失率达到最小”或“改进SP考试工作的效率”等，这些不具体的目标存在不可操作性，无法考核评估该目标是否达到，也无益于对管理工作或工作效果进行评价。

4. 可行性

目标不宜设定太高，否则会使团队失去信心，认为这是不可完成的任务。制定SP项目管理的目标要基于现状、面对现实，设置内部和外部的资源和条件能够达成的SP项目目标。例如：妇科检查的SP目前比较难以实现，我们就要基于现状，暂不将它作为SP培训的目标。制定目标时，首先要科学评估外部条件，对SP项目的发展前景做出预测，然后客观分析自身的条件，SP项目目标和自身实际具备的条件相契合才具可实现性。

5. 阶段性

SP项目管理目标包括远期目标和分阶段目标。远期目标是理想目标，例如：理论上来说SP在教学过程中应该担负

"病人"扮演者、评估者和指导者这三种角色，SP培训的远期目标是培养能够胜任这三种角色的SP。但多数情况下，SP更多地着重于提供病史和体格检查，在评价与指导方面，往往是专业课程的教师发挥主导作用。针对这种情况，作为刚开展SP项目的单位，可以将三种角色中扮演提供病史和体格受检者作为第一个基础的分阶段目标，而将能达到作为评估者和指导者的角色作为下一个分阶段目标。有了分阶段目标，SP的培训师、管理者以及SP就能够以此为导向，分解轻重缓急，有步骤、扎实地推进SP培训工作。

总之，设置目标应把握挑战性、时效性、量化性、可行性和阶段性这五项原则，使所设置目标的数量和标准更具科学性，根据每个机构SP项目需求和发展的特点，制定切实可行的远期目标和分阶段目标。

二、制定管理目标的步骤

要制定合理的SP项目管理目标，一般按以下四个步骤进行：

1. 统一思想，明确总体目标

制定SP项目管理目标的工作如同所有其他计划工作一样，需要事先拟定一些原则和指导方针。如果领导对SP项目不重视、指导方针不明确、定位欠清晰，项目管理人员就没办法制定出合理的SP项目管理目标。一般来说，决策层主要负责确定项目管理的方向，也就是确定总体目标，然后统一思想，由上而下地逐级传达，说明SP项目的意义和价值，使团队成员明确努力的方向，看清前面的路，从而不断调整自己的小方向。

2. 各部门分别制定目标，明确责任

SP项目管理的总目标确定后，应由上至下地层层制定各部门的目标，上下级的目标之间通常是一种“目的－手段”的关系，某一级的SP项目管理目标，不管是远期目标还是分阶段目标，都需要用一定的手段来实现，这些手段就成为下一级的分阶段目标，按级顺推下去，直到部门（通常是技能中心）直接操作的分阶段目标，从而构成一种锁链式的目标体系。每个部门都有明确的管理目标，每个目标都有相应的人明确负责，通过纵横联结的目标体系，把各部门、各类人员都严密地组织起来，明确职责、划清关系，使每个人的工作直接或间接地同总目标联系起来，向同一方向努力。

3. 组织集体讨论，最终确定目标

目标管理非常重视上下级之间的协商、讨论和意见交流，通过沟通与交流，加深大家对目标的理解，使所有的团队成员统一思想认识。在目标制定过程中，部门之间可能出现分歧，此时应采取协商的方式，消除意见分歧，最终确定的目标应是协商的结果。只有项目管理团队的全体人员都参与到目标制定中，尊重他们的个人意志和愿望，发挥其自主性，改变了由上而下摊派工作任务的传统做法，才能充分调动团队成员的主动性、积极性和创造性，为目标的实现奠定思想基础。

4. 制定评价标准，明确考核办法

在制定SP项目管理目标的同时，需要制定评价标准，包括考核指标、时限和检查评估办法。检查评估的方法可灵活地采用自我评价、互相评价和责成专门的部门进行检查评估等。检查的依据就是事先确定的SP项目管理目标，根据目标进行评价，按评价结果进行奖罚。经过评价，使得SP项目目标管理进入下一轮循环过程。

第二节 制定管理规则

> 制定相关章程和制度。
>
> 如何解决管理制度执行与落实不到位问题？

一、制定SP项目相关章程和制度

要实现SP项目管理目标，制定相关章程和制度是重要保障，没有制度作基础，SP项目目标管理的标准性和公正性将不复存在。针对考评、奖惩、培训和SP、教务人员、学生等不同的主题，制定相关章程和制度。对优秀的进行鼓励，对不能完成全部任务的，根据其特长安排其他任务。

SP项目的管理制度主要包括：项目管理制度、经费管理制度、管理者的工作制度和学习制度等。项目管理者必须遵守相应的管理制度和工作制度，才能保证项目的顺利进行。如果制度落实不到位，项目的管理目标将受到影响，严重时可能使项目无法顺利进行。解决管理制度执行与落实不到位问题可以通过与项目的考评和奖罚制度挂钩，主管部门应定期检查管理制度的落实情况等手段，避免或尽早发现制度执行及落实不到位的情况出现。

针对 SP 的管理制度有：SP 的招聘制度、SP 的培训制度、SP 的考核制度、SP 的工作制度、SP 的补贴制度和 SP 的学习制度等。在学生考核活动中，还有 SP 的考核工作制度、SP 的保密制度等。项目管理者必须严格按照 SP 的各项管理制度进行管理，才能保证 SP 项目的顺利进行，无论哪个管理制度落实不到位，都会影响项目的顺利进行，严重时会使项目无法开展。

制定 SP 项目管理的考评和奖罚制度，分三个方面：第一方面，整个项目的考评和奖罚制度，可以根据项目的管理目标对整个项目进行考评。考评时间也根据管理目标设定的时间进行，对 SP 项目管理目标的完成情况，要事先规定出目标完成期限，定期进行检查。一般按照 SP 项目管理目标设定的时间开展检查，可以半年或者 1 年进行一次。对于完成预定目标的项目进行奖励，部分单位采用计算业绩的方式进行奖励，对于不达标的项目不计业绩，并规定在一定时间内进行整改，再次考评，直到达到目标。第二方面，管理工作人员方面，设定考评和奖罚制度，能提高 SP 项目管理工作人员的积极性，这也是 SP 项目管理技巧之一。按照管理者的职责，项目的完成情况和取得的成绩进行考评，可以按照 SP 项目管理目标逐条设定分数及奖罚分数界限，例如：70 分以下必须处罚并定期责令整改，90 分以上必须奖励。具体可以根据各单位不同规定进行设定。第三方面，SP 的考评和奖罚制度，可以使用问卷的方法，分别让老师、学生、管理者对SP进行问卷调查，问卷结果将是考评的一部分。对于问卷中发现的问题进行分析，查找原因，加强培训，提高质量，最终使SP达标。SP同样享有获得奖励的权利，有些学院根据扮演"SP"的次数、质量，给予相应的物质和精神奖励，如享有学院规定的健康体检服务、对规定之内的某些疾病予以免费治疗等奖励手段。

制定SP项目管理奖罚制度的总原则是公平竞争、公正管理，以调动SP项目管理人员及SP的工作积极性，提高工作效率和教学效果，进一步贯彻SP项目管理的各项规章制度，强化工作流程，明确岗位职责。各院校可以根据实际情况制定具体的奖惩制度。根据SP项目管理部门的阶段工作考核情况进行奖惩。

二、SP项目成员的管理制度（培训师、SP、教务人员、学生）

1. 培训师的管理

经过严格的培训、考核，合格的SP培训师按照SP项目制定的管理目标培训SP。同时负责接收上级所下达的任务，组织或参加SP培训和管理的相关学习，做好SP培训的集体备课或组织学习班，不断在实践中总结发现问题，通过学习观摩其他SP项目管理团队的工作，取长补短。对SP培训师更应该定期进行团队建设，增加凝聚力，激发并保持对这项工作的热情，定期进行考核和评价，每个环节都需要相应的制度来管理，如工作制度、培训制度、考评制度、奖罚制度等。

2. SP的管理

为进一步加强SP项目管理，规范SP的使用工作程序，经过培训、考核合格后的SP要遵守SP项目管理的各项规章制度。不同的院校可以依据本校相关规定，结合SP的实际情况，制定关于SP的规章制度，主要包括如下内容：

（1）实名制度：必须使用实名制对SP进行管理，要求SP提供有效身份证复印件，建立并妥善保存SP档案，承诺保护好SP个人隐私。使用实名制管理并不意味着在教学活动中使用SP真实姓名。相反，为保护SP的个人隐私，在教学和考试环节中不应使用SP的真实姓名。

（2）统一着装制度：在上课、考试及其他教学活动期间，要求SP必须做好个人卫生并穿着统一病号服装。

（3）签到制度：SP必须做到课前签到，课后签退，不得代签。

（4）教学制度：必须在课前十五分钟到达指定地点并换好规定的服装，等候工作人员统一安排；上课期间不得做与教学无关的活动；参与教学活动期间必须服从实验带教老师的安排，如有疑义可以与工作人员交流，但不得与带教老师或学生发生直接正面冲突。教学活动期间，必须服从时间安排，不得擅自离开。

（5）培训制度：SP必须端正学习态度，按要求积极参与医学基础知识、问诊、查体及专科病例等方面的培训。

（6）考核制度：SP项目的管理人员采用多种形式对SP进行定期考核，包括向带教老师及学生发放调查问卷，组织教学医院相关科室的医生对 SP 进行评估等，并根据考核结果决定是否续聘。

（7）经济补助办法：应根据本校相关财务规定，制定 SP 经济补助的发放办法，定时给 SP 发放交通费或教学补助，SP 必须确认签收。

3. 教务人员的管理

教务人员是落实 SP 项目管理目标的执行层，要经常检查和监控其执行情况和目标完成情况。在管理过程中要将工作尽可能量化成可以评估的标准，细化到具体细节，对工作完成情况做监督审查，并将工作过程中发现的问题及时反馈给相关责任人员，这样才能让工作开展有对应的监督，避免工作懈怠。如果出现偏差，及时从资源配置、团队能力和管理系统等方面分析原因，及时补充或强化，必要时调整工作目标、任务，补充人员等。另外，负责考务的教务人员要定期进行培训，特别是加强考前培训，保障考试工作的顺利进行。对教务人员要制定详细的工作制度，特别是考前和考试阶段，要严格管理，强调每个时间、地点的岗位职责和在岗在位情况，并应着重加强安全保密管理，必要时签订保密责任书。

4. 学生的管理

应用 SP 的学生 / 考生管理也可分为日常管理和考试管理。主要由医学院校教育主管部门负责学生的教育和管理。在日常教学中要教育学生尊重 SP，以“老师”称呼 SP，并注意使用敬语（如“请”“谢谢”等）；规定学生在查体或其他操作前，当着 SP 的面戴手套、口罩、帽子，使 SP 确认操作的卫生性；要求学生对 SP 的教学反馈虚心接受，遇到不同意见不与SP争辩，可以向带教老师请教。在考试过程中，除要求考生遵守考试纪律外，还应遵守对SP的尊重和不伤害原则，不能做对SP有伤害的操作，不与SP进行与考试无关的交流或探听SP的身份、隐私等。

第三节　工作计划的制订

制订全年工作计划的前提和要素？

如何评估计划的可行性？

如何编制招募、培训、考试和交流计划？

一、制订全年工作计划的前提和要素

在SP项目管理的全年工作计划中，要提出工作考核目标，这样才能使SP项目管理工作科学地、有计划地、严密地按期完成。

1. 制订全年SP项目管理工作计划的前提

（1）认真学习SP项目工作的目的、任务，领会项目的实质和定位，合理划分项目管理的远期目标和分阶段目标。

（2）注意贯彻SP项目的科学性、系统性、全面性及针对性。

（3）根据SP项目的具体情况和实际水平，确定每学期的

SP 项目的工作量。

根据以上前提的分析，进一步研究并制订全年的工作计划，具体包括 SP 的招募计划、培训计划、考试计划以及交流计划等。根据需要使用的 SP 数量，进行全年的规划。如需增加新 SP，则需要提前进行招募的计划安排。对每年的培训计划、考核计划、交流计划都应进行提前制订，并安排落实。

2. 做好 SP 项目全年工作计划的四大要素

（1）工作内容：做什么（what）——SP 项目工作目标、任务。SP 项目计划应规定在一定时间内所完成的 SP 项目管理目标、任务和应达到的要求。任务和要求应该具体明确，有的还要定出数量、质量和时间要求。

（2）工作方法：怎么做（how）——所采取的措施、策略。措施和方法主要指达到既定 SP 项目目标需要采取什么手段，动员哪些力量与资源，创造什么条件，排除哪些困难等。制订相应的措施和办法是实现工作计划的保证，要根据客观条件，统筹安排，将“怎么做”写得明确具体，切实可行。特别是针对 SP 项目管理工作中存在的问题，需拟定解决问题的方法。

（3）工作分工：谁来做（who）——SP 项目工作负责人，包括谁来执行 SP 项目计划，按照什么工作程序来做等。SP 项目管理工作，在完成过程中都有 SP 项目管理阶段性目标，而每个阶段性目标又有许多环节，它们之间常常是互相交错的。因此，制订 SP 项目计划必须顾及全局，要有轻重缓急之分，哪是重点，哪是一般，也应该明确，以便合理安排人员分工。

（4）工作进度：什么时间做（when）——完成 SP 项目期限。根据制定的 SP 项目的工作目标，按照时间安排来制订工作进度。在 SP 项目时间安排上，要有总的时限，又要有每个阶段的时间要求，哪些先干，哪些后干，妥善安排人力、物力。

二、评估计划的可行性

在 SP 项目实施前对有关计划方案进行论证。SP 项目的可行性研究是对多因素、远期目标和分阶段目标系统进行的不断的分析研究、评价和决策的过程。评估 SP 项目计划的可行性研究必须从系统总体出发，对学校管理部门支持度、SP 项目具体内容以及管理人员等多个方面进行分析和论证，以确定 SP 项目是否可行，为正确实施 SP 项目计划提供科学依据。

对制订的计划也需要执行者进行可行性的评估。评估者应该是负责具体实施，并有丰富经验的执行者，要求熟悉整个项目，具备对项目情况变化进行预测的能力，而不是负责制订计划的管理者。

三、如何编制招募、培训、考试和交流计划

1. SP 的招募计划

负责 SP 招募的工作人员必须了解什么是 SP 以及 SP 在医学教学中有什么作用，然后才能根据实际工作需要制订切

实可行的招募计划。

招募计划应当包括SP的具体要求、招募方式、面试流程及时间安排等。可以通过招贴、登报的方式进行社会公开招聘，或通过现有SP介绍合适的亲友。招募的SP候选人需有不厌其烦的耐心和高度的责任感，有一定的文化素养和理解力，有一定的表演才能和随机应变的能力。根据各学校的实际情况，一般具体要求如下：①热爱医学教育事业，有一定奉献精神；②高中或中专以上的文化程度；③有较好的语言表达和交流能力；④身体健康，无传染性疾病；⑤最好为非医务人员，有一定教师素质和教学技巧优先；⑥工作认真负责，记忆力强并能做到准时到课。针对以上要求，选择具有面试和SP培训经验的教师担任面试考官，编制面试使用的评价量表或面试题，确定时间后通知SP参加面试，并择优录取。

2. SP的培训与考试计划

在医学教育中应用SP最主要的目的是使医学生先在SP身上练习各种沟通技巧、体格检查等临床技能，而不必直接将病人作为练习对象。理想的SP应承担了“病人”、“评估者”和“指导者”三重身份。根据不同的培训目标，相关的SP的培训计划也不尽相同，应包括培训内容、培训课时和教师安排等。例如，如果SP项目的培训目标是培养能够配合医学生完成病史采集、体格检查的“病人”。那么，培训计划就应以疾病为单位，进行病史采集、体格检查、辅助检查以及表演方面的培训。如训练SP熟练记忆病史，尽量使用“病人”的语言来表达病史，并培训相应病种特有的体征，要求SP熟记并力求逼真地演示。在体格检查培训中，要安排教师讲解并演示标准体格检查的手法和要求。培训内容还包括一些“表演”课程，要求SP能扮演病人常见的一些情绪和表情，如急躁、责问、痛苦、虚弱，甚至拒绝合作等。如果SP项目的培训目标还包括培养SP作为“评估者”的能力，那么，培训计划应包括SP对学生问诊与查体正确评分及反馈能力的培训，以及SP对学生医学人文素养评价和反馈能力的培训。

SP培训师一定要严格按照SP的培训大纲、培训内容对招聘来的候选SP进行严格的培训，然后才可以进入考试环节，考试计划包括考试方式、考试时间和考官安排等。一般考试环节有以下方式：

（1）采取现场考核的方式：SP培训师对完成培训的SP进行考核，分别对问诊组和查体组进行考核。可以挑选高年级的比较优秀的学生进行操作，让候选SP对学生的问诊和查体进行评分，然后对SP和专家组的评分结果进行相关分析，分数无显著性差异的才算合格。另外，问诊组主要通过能否逼真扮演，能否及时进入角色，掌握病史情况，表达能力好坏，评估是否公正，有无充当教师能力，反馈是否准确等方面来衡量。查体组主要通过扮演病人的真实性和依从性，评分准确性，反馈内容以及纠正学生手法的正确性，体检条目的掌握程度来衡量。

（2）学生反馈：可以利用高年级医学生通过SP进行训练，让每一位学生对SP的教学进行评估，包括对SP的剧本忠实程度、扮演逼真程度、反馈准确程度、反馈的表达能力等进行打分，根据统计结果评价SP教学的优缺点。

3. SP 的交流计划

SP 项目成立之后，可以制订 SP 项目的交流计划，包括 SP 培训师、管理人员以及 SP 的交流计划。如北京协和医院、复旦大学上海医学院等举办了多次关于 SP 的论坛或师资培训班，可以组织 SP 培训师、管理者、SP 参加会议，向全国的 SP 提供一个互相学习、互相促进的平台和机会。另外，已经成立的中国“SP 实践教学指导委员会”（简称“SP 教指委”）也经常举办一些 SP 的国内外交流会议，例如：2016 年 4 月，SP 教指委与德国海德堡大学曼海姆医学院 SP 项目中心合作开办了连续两期“中国 SP 初级训练师培训班”，受到了国内医护领域广泛关注。2016 年还组织国内医护教师团队前往德国考察 SP 项目并接受当地训练课程。2016 年 5 月，SP 教指委又加入了国际 SP 协会，与国际 SP 相关协会对接工作，形成良好的国际交流模式，推进中国的 SP 教育事业发展的步伐。同时一些医学院校也鼓励一些 SP 写出自己的体会，发表文章、参加会议、学习交流，充分提高 SP 的价值感。

第四节 项目实施过程控制

跟踪计划的执行情况，并调整和修正。

如何提高实施过程中的执行力？

一、跟踪项目计划的执行情况，并调整和修正

实施SP项目计划过程需要通过检查、监督来跟踪执行情况。SP项目计划执行情况检查是指高层SP项目管理者为了解SP项目计划任务的落实情况，而进行的一系列检查、分析工作，及时发现计划与实际执行情况的偏差，找出造成这些偏差的原因，以便采取措施，保证SP项目目标的顺利实现。SP项目高层管理者要帮助下级解决工作中出现的困难问题，当出现意外、不可预测事件严重影响SP项目目标实现时，也可以通过一定的手段，修改原定的SP项目目标。

SP项目相关人员以及检查、监督分工内容都需明确。SP项目控制是按既定SP项目目标和标准对SP项目实施进行监督、检查，发现偏差，采取纠正措施，使SP项目工作能按原定计划进行，或适当调整计划以达预期目的。控制SP项目工作是一个延续不断的、反复发生的过程，其目的在于保证项目实际的活动及其成果同预期目标相一致。

1. 检查SP项目计划执行情况的方式

（1）按方式分类：运用数据报表进行SP项目检查，听取相关管理或执行人汇报，深入现场考察等方式。

（2）按检查的内容和范围分类：SP项目普遍检查和专项检查。

（3）按检查的时间分类：SP项目日常检查、定期检查和不定期检查。进行检查可以利用双方经常接触的机会和信息

反馈渠道自然地进行。

2. 检查 SP 项目计划执行情况的注意事项

（1）检查要有标准。最重要的标准是 SP 项目目标，包括层层分解的 SP 项目分阶段指标，同时把检查和奖惩制度结合起来。

（2）检查 SP 项目工作应上下结合。既要有自上而下的检查，也要发挥被检查者对计划执行的监督作用，即自下而上的检查。

（3）检查 SP 项目计划执行情况时，要善于总结新经验，推广新经验，帮助被检查的 SP 项目部门解决各种问题。

（4）建立和完善 SP 项目计划执行情况的检查制度，使各种 SP 项目检查方法制度化、规范化。

（5）检查 SP 项目计划的执行情况，贯穿于 SP 项目计划执行的各个过程。

二、如何提高实施过程中的执行力

SP 项目是一个完整的组织系统，其执行力也应该是一个系统、组织和团队的执行力。在 SP 项目有好的管理模式、管理制度的前提下，全体 SP 项目管理者的执行力就是 SP 项目管理成败的关键。

执行力不强的主要原因一般是以下几点：一是规章制度不完善或者不合理，运行机制不科学；二是团队文化氛围不浓厚，存在消极应付思想；三是人员结构不合理，相关专业人才和专业知识的缺乏,对具体事务的细节或节点预见不足,造成工作效率低下;四是沟通交流的渠道不畅通,影响各部门间及内部交流,造成内耗。

提高执行力,需要在以下方面着力加强:

第一,要完善规章制度,科学的制度既是管理工作的依据、员工的行为准则,更是执行力的根本保障。按规矩办事既是对各级管理者的要求,也是推进执行力建设的必然选择。

第二,SP项目管理部门在执行项目计划的管理的同时,也需要赋予项目具体管理者或执行者一定的权力,负责项目管理制度的落实和执行,及时监督、及时反馈,对于计划无法按时完成、制度不落实等情况及时整改。对于制度落实过程中存在的问题,应查找原因,落实到人,追究责任,使制度得到落实,从而提高实施过程的执行力。

第三,加强团队建设。人才对执行力的落实程度起到关键作用,要加强团队业务培训和团队文化建设,也可以采用一些激励的措施来提高SP项目计划实施过程中的执行力,使计划顺利进行、按期完成。

第四,加强沟通也是提高执行力的重要措施。良好的沟通能在不同思路、不同观念的碰撞和交流中找到新的工作方法,群策群力营造集体的氛围,是执行力落实的重要环节。可以组织开展各类文艺、体育活动以及交流会等,在调动团队成员积极性的同时,增强彼此间的信任与理解,消除分歧、化解矛盾,维护良好的氛围。

第五节　效果评价、总结与处理

效果评价的常用方法?

总结与存在问题的处理?

一、效果评价的常用方法：量表评价法

1. 量表评价法的概念

量表评价法是传统效果评价中最常采用的方法，要事先确定评价的指标，并给出评价的等级。在评价过程中，评价者对照评价对象的实际状况，逐项给出相应的等级评定。我们可以根据不同的对象和不同的标准，制定各种类型的SP项目评价表。比如：供SP项目培训和管理参与者之外的评价者使用的量表、供SP项目的参与者使用的评价量表或供SP本身的评价量表。

2. 量表评价法的设计与使用

由于SP项目量表评价法的基础是评价量表，因此SP项目量表评价法的核心也就是评价量表的制定。而SP项目评价量表的核心又在于SP项目评价标准的制定。

SP项目量表评价法需要明确评价目的和要求，SP项目评价能够达到不同的功能，这些功能的实现是由SP项目评价

目标和相应的SP项目评价来实现的。因此,在SP项目评价活动中,SP项目评价目标和要求是评价的起点,不同的评价目标,其评价体系的架构内容也截然不同。如果评价的目的是为了了解SP项目实施的各个环节是否完整,那么评价体系的重点将会在SP项目的基本环节上;如果评价的目的是了解SP项目中人员之间的互动,那么评价体系中关注更多的将是有关互动的环节。评价目的实际上体现了SP项目评价本身的导向作用,即期望通过评价把实施过程引入某个方面,或者在SP项目评价中体现某种新的思维和理念。

3. 制订评价指标的操作说明

SP项目管理评价指标体系通常会显得比较概括和抽象,因此对于一些不太熟悉SP项目评价的人员而言,还具有一定的模糊度,所以需要制订一个专门的、针对SP项目评价指标的操作说明,来具体规定相应的SP项目指标在评价时的操作要点。

表4–1 ~ 表4–3为可供参考的操作说明和评估、反馈表。

表4–1 SP项目评价量表操作说明

序号	名称	填表人员	填表说明
1	学生SP应用反馈表	学生	学生接受SP教学后填写,每项满分5分,最低1分
2	SP项目管理人员评价表	上级或同级SP项目管理人员、SP培训师、考务人员	定期或根据项目节点不定期进行,每项满分5分,最低1分
3	……		
4	……		

表 4–2 学生应用 SP 反馈表

班级： 学号： 学生姓名： SP 姓名： 时间：

<table>
<tr><th colspan="3">项目</th><th colspan="5">分数</th></tr>
<tr><td>一</td><td colspan="2">扮演病人真实性</td><td>5 分</td><td>4 分</td><td>3 分</td><td>2 分</td><td>1 分</td></tr>
<tr><td>二</td><td colspan="2">扮演指导员真实性</td><td>5 分</td><td>4 分</td><td>3 分</td><td>2 分</td><td>1 分</td></tr>
<tr><td rowspan="2">三</td><td rowspan="2">哪项对你学习有帮助</td><td>问诊</td><td>5 分</td><td>4 分</td><td>3 分</td><td>2 分</td><td>1 分</td></tr>
<tr><td>体检</td><td>5 分</td><td>4 分</td><td>3 分</td><td>2 分</td><td>1 分</td></tr>
<tr><td rowspan="3">四</td><td rowspan="3">哪些跟课堂老师讲的不一样（列出详细内容）</td><td>手法</td><td colspan="5"></td></tr>
<tr><td>内容</td><td colspan="5"></td></tr>
<tr><td>其他</td><td colspan="5"></td></tr>
<tr><td>五</td><td>建议</td><td></td><td colspan="5"></td></tr>
</table>

满分 5 分，最低 1 分

表 4–3 SP 项目管理人员评价表

姓名： 职务： 评价人： 评价日期：

评价因素	分数				
工作质量	5 分	4 分	3 分	2 分	1 分
工作纪律	5 分	4 分	3 分	2 分	1 分
工作进度	5 分	4 分	3 分	2 分	1 分
工作态度	5 分	4 分	3 分	2 分	1 分
管理意识	5 分	4 分	3 分	2 分	1 分

满分 5 分，最低 1 分

二、总结与存在问题的处理

对各级SP项目管理目标的完成情况，要事先规定出期限，定期对SP项目进行检查。SP项目检查的方法可灵活地采用自检、互检和责成专门的部门进行检查。检查的依据就是事先确定的目标。对于最终结果，应当根据目标进行评价，并根据评价结果进行奖罚。这就需要进行适时的总结，通过总结，推动目标管理进入下一轮循环过程。

SP项目达到预定的实施时间后，下级SP项目管理者首先进行自我评估，提交书面报告；然后SP项目上下级一起考核目标完成情况，决定奖惩；同时讨论SP项目下一阶段目标，开始新循环。如果SP项目目标没有完成，应分析原因总结教训，切忌相互指责，以保持相互信任的气氛。

具体操作如下：

1. 让SP项目所有人员参与从制定SP项目目标到评估结果的全过程，通过不断沟通对SP项目目标形成共识。

2. 关注SP项目实施过程，定期跟踪、监督行动计划。

3. 持续的反馈与辅导，告诉SP项目人员哪些方面做得不错，哪些方面需要努力，并辅导提高各项技能。

4. 始终关注SP项目目标，不要下太多的临时性指令，安排太多的临时性任务。基于SP项目目标和管理者能力给予必要的授权。

5. 把自己当成一个教练。教练会基于目标，检视人员的状况，调适他们的意愿和行为，辅导SP项目人员的技能。

第五章

标准化病人项目管理中常见的问题

第一节　管理理念方面存在的问题

观念上对SP重视不够的问题。

忽视SP职业道德的培养的问题。

用文化建设代替制度管理的问题。

一、在观念上对SP重视不够

重视SP的思想观念涉及工作的方方面面。现在有些学校的管理者依然存在重理论、轻临床实践的思想，对于学生的临床技能培养没有提到一个更加重视的高度。思想上重视了，才会克服困难、保证经费；思想上如果不够重视，就会影响到SP项目很多方面的工作。这就需要各方面尤其是学校领导层面更新观念，对SP项目工作有充分的了解，并能够认识

SP 在当前医学教育工作的重要性以及未来的前景。对医学生临床实践技能培养上,SP 确实是作为一种特殊的教学工具存在的,但是其意义远远超过一般的教学工具,而是有参与教学与考核并能及时反馈信息的人存在。不但考核学生对疾病的分析处理能力,而且更关注学生如何在与活生生的“病人”的交流中,获取疾病相关的信息。

在有些医学院校,有人认为 SP 没有真实体征,所能扮演的病种比较有限,而且 SP 扮演的都是“典型病人”,而临床真实病人的病症并不都是“典型”的,故 SP 作用有限。这些观点导致了一些教师和学生不重视,甚至怀疑 SP 的标准化、公正性和公平性,质疑 SP 辅助教学能否达到理想的效果。此外,由于传统观念的影响,一方面是不能接受 SP 这一职业,另一方面也不能接受将人作为教学的工具。这种观念的存在严重影响了社会公众参与的积极性和 SP 的社会认可度,直接影响了 SP 工作的健康持续发展。因此要加大正面宣传,使更多的人正确认识 SP 对医学教育的意义并接受这一职业,才有可能吸纳和培养更多的具有良好专业素质的 SP。

二、忽视 SP 职业道德的培养

职业道德是一个行业的从业人员在职业活动中的行为规范,也是该行业对社会所负有的道德责任和义务,是职业品德、纪律、胜任能力、执业责任等的总称。目前我国的 SP 规模小而缺乏统一的管理,尚未形成一个成熟的行业,因此我们这里所提到的 SP 职业道德暂指作为教育工作者的职业道德和作为项目参与者的职业道德。

有些院校存在重视知识技能的培训,忽视职业道德培养的情况,认为招募来的SP都是成年人了,他们应当具备一定的职业素养和道德感,从而忽视了这方面的培训。

培育SP正确的职业道德观,增强SP成就感和使命感。要让SP知道,作为与医学生近距离打交道的“病人”,他们更了解每一名学生是如何进行医患沟通和交流、怎样收集病史资料、能否规范地进行体格检查、是否关爱病人等方面的信息。作为“教师”,他们对学生的表现进行及时反馈和纠正,才能给学生留下深刻的印象,提高医学生的临床技能,这对造就未来德才兼备的优秀临床工作者大有裨益。因此,SP这个职业是“牺牲”我一个,造福千万人,关乎民生的高尚职业。培养这种以能成为一位优秀的SP为荣的成就感,是SP职业道德教育的重要内容。培养具备良好的思想道德素质,将课程涉及的知识、技能与职业道德教育有机结合起来尤其重要。

三、用文化建设代替制度管理

在项目管理中,制度不能代替文化,文化也不能代替管理,SP项目管理同样如此。在SP项目管理过程中,由于团队成员特别是SP的价值取向的差异性,光靠文化管理是不现实的,难以实现一致的行动。SP项目的制度管理是有形的管理部分,文化管理是无形的管理部分。制度管理多强调理性化,重视科学标准和规范的作用,文化管理强调的是情感化,重视内在精神价值的开发、集体感受和各种非正式规则、团队氛围的作用。通过制度管理可以造就一个组织架构合理、运转程序规范、制度严格的标准化的SP项目管理团队，而文化管理可以赋予整个SP项目团队以生命活力，为之提供精神源泉和价值动力，引导其发展方向。在SP的管理实践中，要研究“制度”与“文化”对SP调节方式的差异，研究二者的共存互动关系。二者具有不同的功能，制度规范人的行为，文化激励、教化、引导人。不可以用文化建设代替制度管理。

第二节　管理措施方面存在的问题

管理制度执行与落实不到位的问题。

对SP的继续教育与考核不足的问题。

劳资关系不明确的问题。

忽视SP内部矛盾的问题。

一、管理制度执行与落实不到位

管理制度的执行需要依靠被管理者的主观意愿，更需要执行者的严格落实，面对执行者落实不到位的情况，上一级项目管理人员应该加强对执行层项目管理人员的管理，要求他们严格依照相关制度操作，形成工作方案，并加强监督和检查。

首先，要加强规章制度落实过程中的精细化管理，要将每个环节、每个岗位的工作任务清晰化，确定对应的工作标准、流程，明确各自的工作责任。其次，落实责任制管理，要求每项工作都有对应的责任人来负责日常的监督执行。责任划分不明确就可能出现无人负责的情况，出现问题时没有人需要接受工作上的惩处，这显然不利于制度的落实。再次，奖惩制度要落到实处，如果工作良好，责任人以及全体人员则可以获得对应的奖励激励。这就要求在人员管理中做好工作考核、监督、培训和管理，坚持制度管人，避免传统人管人的落后管理模式。最后，在管理中也需要保持适宜性，避免管理过于严格导致懈怠消沉的氛围和负面情绪滋生，影响到工作人员的积极性，进而衍生出消极怠工的情况。例如，制度要求 SP 必须参加相应培训，但在培训时间的安排上应尽可能地减少 SP 和教师私人时间的占用，避免引起反感情绪。

二、对 SP 的继续教育与考核不足

有些医学院校在 SP 的管理中由于人力、财力、物力的相对不足，以及有些 SP 的管理者的观念问题，认为 SP 不需继续教育和再考核，导致 SP 的继续教育滞后，考核效果不佳。也有一些医学院管理者为了节省经费，认为没有必要消耗经费再进行 SP 的继续教育和培训学习了，能用就行。以上观念都会导致提高 SP 教学质量的继续教育的保障作用消失，造成一些 SP 因为缺乏评估考核，教学实践能力下降。解决问题的

途径首先是管理层观念的确立，要明确SP继续教育和考核在整个SP管理中的重要性。在制订工作计划之初就合理安排继续教育和考核的时间及内容，在制定监督和考评标准过程中，不要遗漏继续教育和考核的环节，以此促进SP队伍水平不断提高。例如，通过学生反馈发现SP在评价考生的体格检查手法方面存在欠缺，就应根据实际情况所需适时安排体检培训课程，实际解决这方面的工作问题，提升学生对SP的满意度。

三、劳资关系不明确（志愿者还是聘用关系）

在我国，SP这一工作主要是作为紧缺的教学资源的补充出现的。由于传统观念较西方国家保守，很多学校在宣传SP工作时，多倾向于强调SP对于医学教育的献身精神，从而给SP塑造出偏向于“志愿者”性质的社会形象。诚然，作为需要提供体格检查的相当程度的自愿是必不可少的，但是，是否就应该将SP定位于“为医学院校提供问诊和体格检查的志愿者”呢？劳资关系不明确是SP管理过程中的一个问题，由于劳资关系不明确，导致对于SP的待遇水平很难确定，是参照志愿者，还是兼职工作？导致SP的日常管理中仍存在一些问题，如SP的待遇报酬、课时安排由各院校依自身条件实施，而没有统一的行业规范来界定，SP的权益不能得到很好地保障，阻碍了SP项目的进一步发展。

从长远来看，SP应该规范化为一种职业，职业化有助于增加管理的手段，加强质量的控制，保障 SP 的权益，也能促进职业精神的形成和发展。更重要的是，职业化将更好地激发 SP 的责任心和事业心，使有志于成为优秀从业者的 SP 能从工作中获得更大的满足感和继续努力的动力，这对高质量 SP 队伍的建设和稳定，对 SP 项目的发展都有良好的推动作用。缺少职业化所必需的统一的行业标准和必要的法律法规保障，是现今该项目发展进程中亟待解决的重要问题。不统一的思想认识和不明确的社会定位直接导致无法套用既定岗位管理模式，在日常管理中缺乏有效的管理手段。同时，学校、社会对于 SP 的定位不明确，也使相当比例的 SP 对于自身的定位产生迷惑，进而影响工作态度和坚持工作的动力和信心。

四、忽视 SP 内部矛盾问题

SP 个人素质的不均质成为教师们共同关注的问题。大部分医学院校的 SP 由于教育程度、工作背景和个人经历的不同，普遍存在个人素质参差不齐的现象，他们对病例的学习、理解、掌握和表现能力存在较大的个体差异，作为评估者和指导者的责任心、耐心也有所不同，因此，管理者应根据每个 SP 的情况进行课程安排，由于存在课程内容和考核安排内容的不一致，有时会导致 SP 与 SP 之间出现一些内部矛盾。

SP 与 SP 之间容易出现一些矛盾的原因主要是由于辅助教学的特殊性，安排授课时必须考虑到 SP 和学生的合理人数比，才能充分保证教学效果。而有些院校因为对各专业、各年级、各课程缺乏有效的综合协调，使得在教学环节的衔接以及SP的应用效益等方面都出现过不尽如人意现象。如为了考核时病例不重复或教学时某一病例要多次重复出现，而影响到SP的轮班等。另外，各校附属医院往往也会应用SP参与授课和考核活动，如实习生出科考试、住院医师规范化培训等学校和医院联合培养项目。在这种情况下，需要学校管理部门、医院科教科、各临床科室间的配合协调，而一些单位出现的配合协调不密切、SP安排不合理，不但直接影响到SP的应用效果和效益，还容易导致SP与SP之间出现矛盾。

第三节　经费方面存在的问题

管理经费不足的问题。

经费使用效率不高的问题。

资金使用效率是指资产利用的有效性和充分性，也就是通常所说的投入产出比。有效性是指资金投入使用后的结果，也就是产出的概念；充分性则是指资金的投入是否正确和具有价值，也就是投入的概念。SP项目管理的财务问题主要是投入不足，当然也存在经费使用效率不高的问题。

一、管理经费不足

充足资金来源是SP项目能持续发展的重要保障。SP较高的运营维持成本一直是制约其应用和推广的重要因素。目前国内拥有SP项目并正常使用的院校普遍存在经费不足问题。各个院校也在不断探索解决方法,采用比较多的是院校/医疗机构管理模式——相关教育部门进行经费预算与申请及在实施过程中有专人进行经费管理与使用等。但为了更充分地共享SP资源,减轻经费压力,也有部分地区尝试社会化运营模式。多渠道筹集和合理使用项目资金是当前解决经费不足问题的主要途径,社会化或SP职业化、商业化模式的探索也可能给问题的解决带来契机。

二、经费使用效率不高

经费使用效率不高的情况通常表现为:一是SP项目的资金使用缺乏全面而有效的控制,导致资金使用不规范。例如,经费必须包括SP招募、遴选、培训、考核和使用等,还有管理费用、活动经费和培训师资费用等,但往往只考虑到SP群体而忽略其他。二是在资金预算及核算方面,尚未建立起完善的审查机制。资金使用中存在人为因素下的漏洞,导致资金使用效率降低。例如,借SP项目名义挪用资金用于购买无关物品。三是在资金使用效率的优化过程中,缺乏对相应知识的理解,导致工作开展落实不到位,流于形式的工作状态反而僵化了工作的开展。如在SP项目经费使用上没有权重，按项目（如SP招募、遴选、培训、考核和使用）或过程平均分配。四是资金私用或他用问题，导致资金使用效率低，且滋生了腐败问题。

针对这些问题的应对策略：一是强化资金使用工作的内部审计，提高资金使用的有效性。二是认真做好经费使用的预算，杜绝资金使用的随意性。三是优化资金配置工作，针对SP项目的发展需求做到配置科学合理和资源利用最大化，为医学教育创造更多的经济和社会效益。四是推动资金使用的信息化建设和公开化，优化资金使用的工作环境，预防并杜绝腐败现象的发生。

第四节　团队建设方面的问题

对SP缺乏人文关怀的问题。

SP流失率过高的问题。

一、对SP缺乏人文关怀

有些医学院校在SP的管理中由于人力、财力、物力的相对不足，使其管理存在很多问题，更谈不上对SP进行人文关怀。主要问题有：①定位不清导致缺乏行之有效的管理手段，多数情况下只能依靠情感联系进行管理；②管理者忙于一般的事务性管理，无法投入更多时间和精力对SP进行人文关怀管理；③由于查体时只能着少量衣物，甚至需要暴露某些部位，有时缺乏必要人文关怀和隐私保护的问题。

有些院校在保护性管理方面的统筹协调则显得心有余而力不足。有的医学院管理者认为SP是属于教辅行列，可有可无，对SP的关心比较少。同时个别管理人员和教师对待SP的态度较差，导致一些SP没有得到教师一样的礼遇，从而打击了SP的工作积极性。

解决这方面的问题，应本着"以人为本"的原则，树立对应的精细化管理服务意识、管理目标、工作态度，让管理和服务更为贴心，切实了解SP的诉求，主动改善管理水平，变被动为主动，不断自我优化升级。

二、SP流失率过高

目前，采用SP教学和考核的院校多多少少都被SP流失问题所困扰。任何一个团队，成员之间需要一定时间的磨合才能达成默契，磨合需要的时间因人而异，可能要几周到几个月，甚至是半年到一年。

1. 影响SP队伍稳定性的因素

通常情况下，影响SP队伍稳定性的因素主要有以下几个方面：

（1）工作时间：目前在大多数机构，SP的工作比较辛苦，有时候连续工作时间较长，特别是碰到学生考试的时间段。SP需要高度集中注意力地进行工作，以免忘记学生的回答和表现。有研究数据表明，如果SP连续工作的时间较长，超过4个小时，其表演的同质性和评分的客观性将受到影响。

（2）薪酬待遇：目前SP的酬劳相对偏低，且无统一的标准，多数院校采用发放交通补贴等方式进行补助。

（3）自我价值体现：SP在刚刚开始接触这个工作时，可能抱着为医学事业服务的美好理想，以及帮助医学生成长为合格的临床医师的愿望，这些积极的心态能使SP充分发挥个人潜力，帮助他们构建良好的职业素质和合格的表演技能。但工作一段时间以后，可能由于日常工作的琐碎和工作安排上的不如意，或者对培训教师和受训学生的失望，或者对工作环境和薪酬的不满意，逐渐影响到工作状态。实现自我价值属于马斯洛需求理论中较高层次的需求，但如果在较低层次的需求得不到满足的情况下，也会影响其对实现自我价值的追求。

（4）其他的自身原因：有些SP会因为年龄、怀孕、工作或居住地变动、疾病等自身的原因退出，这些问题具有个性，但也有共性。比如年龄的增长，以复旦大学SP团队为例。该团队成立于2003年，至今已有15年，有些SP志愿者年龄超过60岁了，存在不能负荷长时间考试强度的问题；另外，也存在记忆力和应变能力的下降问题。除此之外，很多当时年轻的女性SP会出现结婚、怀孕生子的问题，男性也存在工作变动的问题。

2. 为维持SP队伍稳定可采取的措施

减少SP流失率，常令SP项目管理者颇费周折。要维持SP队伍稳定，可采取的措施有：

（1）经济手段。确保项目有固定和相对充足的经费，能保证及时发放工作补贴、节日慰问金。虽然国内 SP 带有志愿者性质，不是固定的雇主和雇员关系，但经济补偿也是对 SP 劳动的肯定和鼓励。

（2）充分尊重 SP 的人格，认可他们的劳动价值。关心、稳定 SP 的方式还有许多，但最重要的还是对他们劳动价值的认可，通过激励、赞美等（详见第三章），肯定他们的成绩和付出，并帮助其发挥优点，纠正缺点，使其发挥最大的主观能动性。

（3）人文关怀和情感维系。除了尊重，必须有落到实处的具体措施，这一点十分重要。通过各种沟通、激励措施，在生活和工作上提供便利，落实各种必要的保障，增强其认同感、归属感，才能从根本上稳定人心（详见第三章）。

（4）尽可能地改善工作环境。管理者需要把 SP 的日常工作细节、物质、精神文化生活考虑周全，为他们提供一个相对安全、心情舒畅的工作环境。只有这样，才能更好地稳定他们的思想，调动其工作积极性和创造性。工作环境既包括硬件条件（房间冷暖调节、专用休息室、茶水间等），也包括“软件”条件，如控制工作时间，尤其考试时，让 SP 有充分的休息时间。

关于 SP 因年龄、疾病等自身原因而退出问题，因为这是一个志愿者的集体，所以管理者能做到的只能是关注 SP 成员的变化和动向，及时了解情况，做出应对，定期进行 SP 队伍的扩充。

附录一

标准化病人工作规定

1. 热心于教育事业，工作认真负责，有一定的奉献精神。

2. 具有一定教师素质和教学技巧的非医务人员，有良好的依从性，文化程度为高中或中专以上。

3. 参加标准化病人（SP）培训必须是自愿参与，同时征得家属同意。

4. 必须严格参加SP的所有课程培训，经考核合格后择优录用。

5. SP由专人管理负责，随时修正存在问题，随时评估总结，进行必要反馈。

6. 每学期提前通知SP的课程安排，以确认能按时来学院上课，如有特殊情况需提前一周请假，以便作好安排。

7. 体格检查课前应穿规定的工作服；问诊前应提前领取病例评分表，认真做好评分工作；参加考试时应带齐所有考试资料及其他物品。

8. 每次上课及考试均须提前15分钟到达，做好换衣服及资料等上课前的准备工作。

9. 每次上课结束后应到中心SP管理部门确认工作时间并签名。

10. SP 的个人资料相关部门应保密,SP 之间请不要互相询问家庭等私人问题。

11. SP 的联系方式如有改动应随时告知相关工作人员。

12. SP 的工作是自愿无偿的,学院每次将补偿交通费。

附录二

标准化病人协议书

我自愿报名参加____________医学院标准化病人（SP）工作。我将按要求参加培训，并按要求完成SP的工作，期间服从管理，遵守相关工作纪律、保密制度等。除院校安排的SP教学和考试工作之外，不利用SP身份从事其他工作，并对由此产生的后果负责。

协议人：____________

日　期：____________